JN055495

整形外科領域における口腔ケア

編・著　中野旬之　中島世市郎　植野高章
監　修　一般社団法人　日本口腔ケア学会

一般財団法人 口腔保健協会

編集にあたって

　日本口腔ケア学会では，口腔ケアとは"口腔の疾病予防，健康保持・増進，リハビリテーションにより QOL の向上をめざした科学であり技術"と定義しています．この言葉が生まれた背景には，日本の高齢化社会がありました．要介護高齢者では口腔内を清潔に保つことが困難で，誤嚥性肺炎などを生じることも少なくありません．そこで，口腔内を清潔に保ち，また口腔機能を維持・向上することを目的に，口腔ケアの重要性は認知されるようになりました．

　一方で，周術期口腔機能管理は，医科歯科連携強化を目的に平成24年度診療報酬改定により新設されました．平成26年度診療報酬改定には，歯科医療機関と医科医療機関との連携が重要であることから，周術期における口腔機能管理が必要な患者に対して，歯科を標榜していない医科医療機関から歯科医療機関への情報提供を評価し，歯科医療機関連携加算並びに医科歯科併設医療機関でも1カ月以内の手術に加算が新設され，周術期口腔機能管理の充実が図られました．さらに，平成28年度診療情報改定では，名称が「周術期口腔機能管理」から「周術期等口腔機能管理」に変更され，これまでのがん等に係る全身麻酔による手術または放射線療法，化学療法を実施する患者から適用範囲が拡大され，緩和ケアの患者に対して行われるものも追加されました[1,2]．

　このなかで，人工股関節置換手術等の整形外科手術も追加されました．われわれ歯科医師にとって，整形外科手術は馴染みのあるものとは言い難いのが実際です．そこで本書籍では，整形外科手術に対して口腔ケアを行ううえで必要な知識について，様々な先生に執筆して頂きました．明日からの皆様の診療の一助になれば幸いです．

1) 平成28年歯科点数表の解釈、社会保健研究所
2) 占部秀徳：医科医師のための医科歯科連携と口腔疾患（第2回）　病院歯科における医科歯科連携　周術期口腔機能管理（解説），地域医療，55(3)：328〜333, 2018.

2020年5月

中野　旬之
中島世市郎
植野　高章

目　次

◀ 序章 ▶

　数々のトライアルを経て1960年代から実用化された人工股関節全置換術（Total Hip Arthroplasty：THA）は，股関節疾患に対する整形外科の治療法を一変させた．股関節痛が切れ味良く消失し，関節の可動域も増えて，日常生活動作が著明に改善するため非常に患者満足度の高い手術である．以前は，種々の原因で損傷された股関節は元に戻すことができず，関節破壊は進行し続け，股関節の痛みや跛行は悪化して，患者は歩けなくなっていくしかなかった．THAは破壊された股関節を切除し，すべてを人工の関節に入れ替えることによって，疼痛の消失，機能の再建を図る．具体的には，骨盤側にソケットと言われるプラスチックの受け皿を，大腿骨側にはソケットと関節を形成する人工の骨頭を持った金属製のステムを設置する．骨への固定は骨セメントを用いるものと，インプラント表面の凹凸に骨が入りこむことによって行われるもの（セメントレス）がある．人工股関節の長期的な問題として，インプラントのゆるみがあげられ，長期間の使用後には骨とインプラントとの間がゆるんできて，再度インプラントを入れ替えて固定し直す必要が出てくる場合がある．しかし，最近のインプラント材料や手術技術の発達に伴って，インプラント生存率（インプラントの入れ替え手術を必要としない割合）は，術後20年で80〜90％くらいと良好な成績となっている．

　一方，インプラントのゆるみに加えて，人工股関節のもう一つの重篤な問題は，術後深部感染である．深部感染は，術中感染（早期感染）の

場合もあるし，術後血行性感染（遅発性感染）の場合もある．一般に感染はどんな手術にもつきものであり，それをゼロにすることはできない．しかし，その中でも人工関節が特別なのは，人工関節のような大きなインプラントが体内にある場合，細菌はインプラント表面にバイオフィルムと呼ばれる膜（台所のヌメリのようなもの）を形成し，その中でコロニーを作ることである．バイオフィルム内では抗菌薬や免疫に対する細菌の抵抗性が高くなるため，複数の抗菌薬を長期間使用しても感染が遷延して完治しないことも多い．

　感染には創から膿が出てくるような激しいものもあれば，鈍痛が続き徐々に骨が溶解してインプラントのゆるみが拡大していくような弱い感染もある．どちらにしても，ほとんどの場合抗菌薬を使用するだけでは感染が軽快せず，バイオフィルムの温床となっているインプラントの全抜去を余儀なくされる．インプラントが抜去されれば，何もなくなった関節は体を支えることができず，歩行不可能となる．多くの場合，抗菌薬入りの骨セメントをインプラント抜去後のスペースに留置して数週間から数カ月待機し，感染が完全に沈静化してから新たな人工関節を再設置することになるが，それにかかる時間や費用の損失は莫大なものになり，患者のQOL（quality of life）の低下も著しい．また，結局感染が完治しておらず，再設置後感染が再燃することもまれではない．そのようなことを繰り返した挙句，再設置をあきらめざるを得ないこともあり，その場合患者は歩行不可能となり，最悪の場合には全身状態が悪化して死に至る．

　このようにTHA後の感染は，整形外科医にとっては絶対に避けたい合併症である．しかし，一般にどんな手術でも術後感染の原因は一様ではなく，感染が起こった時も原因の特定が困難であるため，考え得るあらゆる予防手段を術前から講じて術後感染の確率をできるだけ減らすことを目指さなければならない．バイオクリーンルームと言われる空気中の細菌数を減らした特別清潔な手術室で，術者が宇宙服のような術衣を

着て人工関節手術を行っているのを見たことがあるかもしれない．こういったことが行われているのは，他科を含めて人工関節の手術だけであることを考えても，人工関節の術後感染がいったん起こってしまうとどれほど悲惨な結果をもたらすかが想像できると思う．

　早期感染にも遅発性感染にも，口腔ケアは関係する．口腔内の手入れが悪く歯や歯周病があると，術前であれ術後であれそこから血行性に手術部感染を起こすことがあるからである．人工関節置換術の遅発性感染の原因菌のうち口腔内細菌の占める割合は 10～20% との報告があり，口腔ケアの重要性が認知されてきた．実際多くの施設で術後肺炎や術後創感染抑制に対する口腔ケアの有効性が報告されている．したがって，THA に際しては口腔内衛生環境の改善が必須であり，手術前にはできる限り歯科治療を完結し，術後も継続した口腔内のメインテナンスを行うことが重要である．

　上記のような状況を踏まえて，保険制度上の後押しも出てきた．従来悪性腫瘍手術や，臓器移植手術，心臓血管外科手術を受ける患者への口腔ケアが周術期口腔機能管理策定料として保険収載されていたが，2018年からは THA を受ける患者にも新たに策定可能となったのである．

　整形外科にとって，口腔ケアの役割は THA に限らず大きい．整形外科において，大腿骨近位部骨折の手術は最も頻度の高い手術の一つであろう．骨粗鬆症を基盤にもつ高齢者が転倒して歩行不能となれば，たいていこの骨折である．保存的治療では結局歩行不能となり，そこから寝たきり，死亡へと進むため，ほとんどすべての大腿骨近位部骨折が手術適応となる．骨接合できる場合には骨接合術が，不可能な場合には人工股関節のステム側だけの設置ともいえる人工骨頭置換術が行われる．全身状態の悪い超高齢者でも手術適応となるため，術後肺炎による死亡リスクは高い．口腔ケアは肺炎（誤嚥性肺炎を含む）予防に効果があるとされ，重要である．

　また，THA を受ける患者を含め整形外科手術の対象となる高齢者の

多くは，骨粗鬆症に対してビスホスホネート製剤，デノスマブなどの骨吸収抑制薬投与を受けていることが多く，顎骨壊死が大きな問題となる．これに対しても，投与開始前の口腔内衛生環境改善だけでなく，継続したメインテナンスが必要なことは周知の事実である．

　以上のように，THA術後感染が極めて重篤な結果を招くことを知り，少しでもこの合併症やその他の整形外科関連合併症を減らすことに口腔ケアが大きく貢献していることを意識していただければ，整形外科医としてこれほどうれしいことはない．不明な点があれば，遠慮なく密に整形外科医と連絡を取っていただきたいと思う．結局は，そのことが，一人の患者さんの運命を大きく変えることになるかもしれないからである．

根尾昌志（大阪医科大学生体管理再建医学講座整形外科学教室）

◀ 1 ▶
人工関節置換術
―基本知識の習得―

　2025 年は，1947 から 49 年の「第 1 次ベビーブーム」に生まれた団塊の世代が 75 歳を迎え，公的医療保険の利用や社会保障費の急増が懸念され「2025 年問題」といわれる．これに対し近年，逼迫する医療保険財政を軽減するため健康寿命の延伸に関心が高まり，運動器疾患を含め各種治療法の有効性やその合併症対策についての深い議論が繰り返されている．

　人工関節置換術は，主に股や膝関節における退行性疾患を対象に行われ，治療効果は除痛のみならず，健康関連 QOL 尺度をはじめ歩行機能，スポーツ活動レベルや心肺機能，満足度などの様々な指標で向上することが知られている（表 1，図 1)[1]．しかしながら，術後感染や周術期血栓塞栓症などの合併症に関して十分に解明されていない点も少なくない（表 2）．超高齢社会を迎えるにあたり，今後も本術式の需要の増加は必至であり，基本知識の習得が重要といえる．

●表 1　人工関節置換術の主な長所と短所

長所	除痛
	健康関連 QOL 尺度の改善
短所	感染
	脱臼
	血栓塞栓症

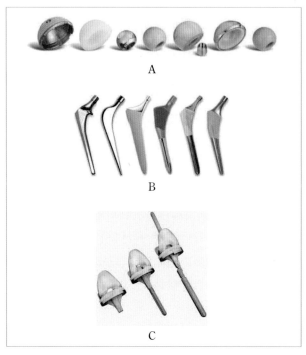

●図1　様々な種類の人工股関節（A：寛骨臼側，B：大腿骨側）と人工膝関節（C：膝蓋骨側を除く）の一部
種々のデザインや材質があり，骨セメント固定の有無により表面加工も異なり，骨脆弱性や変形の程度により使用する長さも多岐に渡る．

●表2　人工関節置換術の課題

1	術後感染（13,443）や合併症（7,352），脱臼（7,185）
2	再置換（17,143）や医療経済（4,496）
3	年齢（17,930）
4	ゆるみ（9,494）や超長期耐用性（3,014）
5	患者立脚型評価（3,496）や満足度（4,688）
6	周術期血栓（2,861）や塞栓症（1,851），死亡率（3,438）
7	口腔ケア（2,054）

括弧内の数値は Pubmed を用いた検索数（2020 年 2 月現在）
https://www.ncbi.nlm.nih.gov/pubmed/?term=arthroplasty

1　人工股関節全置換術（Total Hip Arthroplasty：THA）

　1960 年初頭，Charnley らによる polyethylene 摺動面を有する THA の導入以降[2]，医工産学が連携し，implant の固定手技や素材，形状，表面加工や処理，手術手技，周術期管理技術の向上や改良等の変遷を経た．その結果，現在の臨床で使用される THA は，確実な除痛効果と優れた機能回復，術後感染や脱臼などの合併症の減少，摺動面の低摩耗，骨溶解反応の抑制，術後 20 年における 80〜90％の implant 生存率[3] を含めた良好な治療成績がほぼ約束され，このことは幅広く周知された事実といえる．故に昨今においては活動性の高い 50 歳未満の若年群に対する THA も高齢群と同等の良好な成績と耐用性が示され，本術式は適応拡大の一途にある[4]．近年におけるこの分野の論文数も増加傾向である（図 2，表 3）．

　THA は，人工膝関節置換術や脊椎の手術など他の筋骨格系領域の手術に比し，機能改善の効果や満足度の点で高く，健常群とほぼ同等の QOL 尺度と中等度までの身体機能の獲得が期待できる．QOL の改善度に関しては，年齢や術前の QOL score，活動性，併存症の影響を受ける．THA は，この適応となり得る変形性股関節症（Hip Osteoarthritis，股関節 OA）（図 3）の自然経過を考慮すると，QOL の向上に有効と結論付けられる．

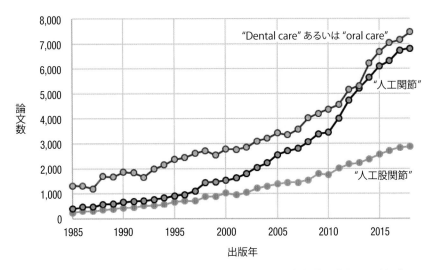

● 図2　PubMed を用いた人工股関節置換術に関する論文数と他との比較（1990年から 2018 年に限る，2020 年 2 月現在）

https://www.ncbi.nlm.nih.gov/pubmed/?term=%5Bhip+arthroplasty%5D+or+%5Bhip+replacement%5D

https://www.ncbi.nlm.nih.gov/pubmed/?term=%5Bjoint+arthroplasty%5D+or+%5Bjoint+replacement%5D

https://www.ncbi.nlm.nih.gov/pubmed/?term=%5Bdental+care%5D+or+%5Boral+care%5D

● 表3　人工股関節置換術の主な適応と禁忌

適応	変形性股関節症
	大腿骨頭壊死
	急速破壊型股関節症
	関節リウマチ
	大腿骨頚部骨折
禁忌	化膿性や結核性股関節炎など感染性疾患

対象と疾患（p.19）の項に詳述

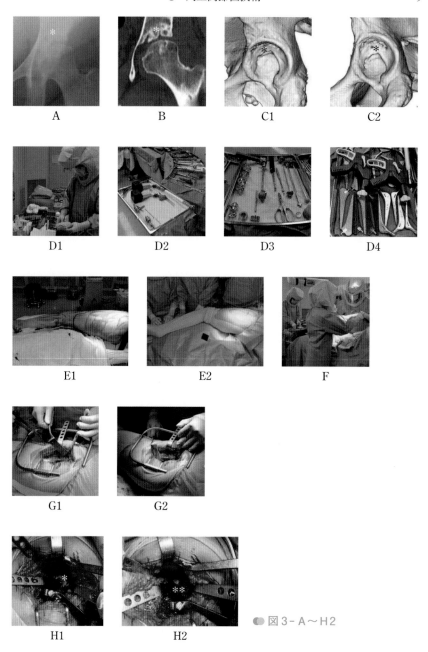

A

B

C1

C2

D1

D2

D3

D4

E1

E2

F

G1

G2

H1

H2

● 図3-A〜H2

10

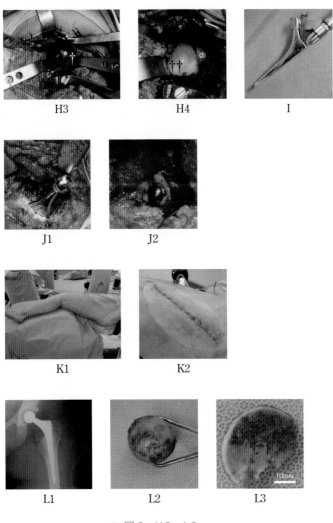

H3 H4 I

J1 J2

K1 K2

L1 L2 L3

● 図 3 - H3〜L3

●図3 44歳女性, ムコ多糖症を合併した寛骨臼形成不全による二次性股関節症
(左側) に対する人工関節置換術と自家骨移植術の症例 (術前画像A-C, 手術室D,
術前体位E, 術野および使用インプラントF-J, 術合創部K, 単純X線, 切除され
た大腿骨頭L).

単純X線上, 寛骨臼 (*) に嚢胞性病変は見られるが, 明らかな関節裂隙の狭小
化はない (A). 単純CTのmultiple planar reconstruction (冠状断, B) では, 寛骨
には荷重部を中心に侵蝕像 (*) を伴い, 3次元画像 (C1) や45度尾側方向から俯
瞰した寛骨臼 (C2) からもその局在が明らかである (上方が頭側, 左側が腹側である).

当院における人工関節置換術は, バイオクリーンルームで行われ, いわゆる側方
侵入による準じ, インプラント固定には骨セメントを使用している. 清潔の医師と
看護師はbody exhaust suit (D1) を着衣し, 骨鋸 (D2) や寛骨臼を掘削する専用器
具reamer (D3), 大腿骨側部品を模倣した各サイズのstem (D4) を準備する. 全
身麻酔と硬膜外麻酔を併用し, 右側臥位で下腹部から足趾まで消毒する (E). 手術は,
3名の医師および1から2名の看護師で行われる (F). 術中写真 (G, H, J) の上
方は腹側, 右側は頭側である. 専用の開創器を用いて展開後, 大腿筋膜張筋 (G1)
と外側広筋 (G2) を線維方向に切開し, 関節内に到達する. 寛骨臼 (H1) の軟骨
は消失し, 荷重部を中心に軟骨下骨 (*) が露呈し, 象牙様の光沢があった. 臼底
を含め可能な限り, 臼全般から均一に海綿骨 (**) が露呈するようreamerを用い
て展開 (H2) し, 臼蓋外側縁の欠損部には切除骨頭から得た自家骨の塊状骨移植を
追加した (H3). 移植骨片と寛骨臼母床は, X線透過性の吸収性螺子 (ポリ乳酸製, †)
を, 寛骨臼部品 (超高分子量ポリエチレン製, ††) は骨セメント (ポリメタクリ
ル酸メチル樹脂製) を用いて固定し, 寛骨臼を再建した (H4). 大腿骨側は, 規定
の手技のあとstem (ステンレス製) をセメント固定とし (I), その近位側に26ミ
リの骨頭 (inner ball, J1) を繋ぎ合われ, 整復位を確認した (J2). 選択する進入路
やセメント使用の有無, インプラントの材質やinner ballのサイズの選択については,
術者が予め決定し, 余念なく準備する.

皮膚切開長 (K1, 2) は11から14cm程度が多いが, 選択する進入路により異なる.
術後X線 (L1) と切除した大腿骨頭 (L2), その冠状面の割面の強拡大像 (L3) を示す.
血流は比較的良好であるが, 荷重部 (写真の上方) を中心に, 白色の軟骨層の菲薄
化が見られ, 変形性関節症の肉眼所見である. 標準的な手術時間は2時間, 術中出
血量は200mlであるが, 変形の重症度や肥満, 骨脆弱性, 関節拘縮の影響を受ける.
本例は, 2時間35分, 470mlであり, 術直後から疼痛が消失した.

12

　Implant の長期耐久性は，固定方法の違いにより結果が様々であるが，概ね良好とする報告が多い．その検討方法は様々であるが，初回置換から再置換術までの期間とする研究もあれば，症状や感染の有無に関連なくエックス線上の緩みと判断されるまでとする場合もある．人工関節と骨との固着に骨セメントを使用した implant 生存率は，再置換術が実施されたことを end point と定義した場合，術後 20 から 25 年で 77 から 84％，30 から 35 年で 73 から 78％とされる．セメント非使用の症例も，15 から 20 年で 77 から 100％，20 年以上で 95％である．手技の詳細や implant 表面加工の手法，使用器種により成績に若干の隔たりはあるものの，概ね超長期にわたる有用性が実証されている．Implant の固定方法（骨セメント使用の有無）や選択する implant design，進入路等は，術者の裁量に委ねられ，術前計画時に種々のことを想定して余念なく準備する．

　しかしながら，術後感染や脱臼，周術期血栓塞栓症含めた合併症の知見は，十分とは言い難く，今もなお研究が盛んに行われている（表2）．骨関節感染症は，術後早期と遅発性（血行性）に分かれ，症状も多彩である．なかには，排膿や発熱などの典型的な臨床像を欠き，疼痛の遷延例もあることから，整形外科領域における難治性疾患のひとつとされる．とりわけ，人工関節置換術後感染は，最も深刻な術後合併症といえる．この要因として，細菌の biofilm の形成が指摘されている．医用材料に付着した細菌は glycocalyx（多糖体）を産生し，細菌の colony 全体が glycocalyx で被覆されるため，マクロファージや好中球は本来の貪食能を発揮できないとされる．その結果，抗菌薬が菌体全体にまで至らないことから，感染は鎮静化せず，多くは人工関節抜去術を強いられることになる．その後，機能再建に長い歳月を要する例や術後再感染も少なくなく，患肢は著しい機能障害あるいは全廃に陥る例も少なくない．1970年代の人工関節置換術の感染率は，10％前後だったが，手技の改良やクリーンルームに代表される環境面の整備等の影響を受け，Centers of disease control and prevention が推奨する定義に基づいた手術部位感染症（Surgical site infection）の頻度は，初回人工関節置換術の 0.2 から 3.8％，再置換術の 0.5 から 17.3％である（Grade B，骨・関節術後感染予防ガイドライン 2015 改訂第 2 版）[5]．起炎菌は，黄色あるいは表皮ブドウ球菌が多く（Grade B），頻度は糖尿病を合併した例で高く（Grade B），関節リウマチや血液透析などの易感染性宿主も高い傾向がある（Grade C）．一方，変形性股関節症診療ガイドライン 2016 改訂第 2 版[6] による術後深部感染の発生頻度は，0.1 から 1％であり，再置換術でやや高くなる（Grade B）．術後脱臼は，初回置換術の 1 から 5％，再置換術の 5 から 15％（Grade B）に生じ，深部静脈血栓症が 20 から 30％，症候性肺血栓塞栓症は 0.5 から 1％，致死性は 0.5％未満の頻度である（Grade B）．近年，THA の術後感染と歯科領域に関連した報告が増加傾向にといえる[7〜10]．医療には不確実な要素（医療の不確実性）があるが，術後感染を含めた合併症や患者の不利益を限りなく少なくするためにも，より入念な口腔ケアに着眼することは非常に重要な姿勢といえる．

2　人工骨頭挿入術（Bipolar Hemiarthroplasty: BHA）

現行の bipolar 型の先行器種である monopolar 型は，1938 年の Bohlman と Autin-Moore の報告に遡る．彼らは，大腿骨近位部の再発性骨巨細胞腫に対し cobalt chrome 合金製の人工骨頭を作製し，股関節機能が温存できることを明らかにした．1950 年，Judet らは短期ながらも良好な治療成績を示し，この術式が幅広く支持されるようになった．しかし，これらは人工骨頭が寛骨臼母床の軟骨と摺動面を形成したため，寛骨臼側の軟骨摩耗や術後疼痛の遺残や増悪が課題だった．これを克服するために考案された bipolar 型は，金属骨頭の内張に polyethylene をはめ込み，stem の骨頭を小さくして内張の polyethylene と摺動させる概念である．これにより，stem の骨頭と外側の骨頭の二つの回転中心

14

●表4　人工骨頭挿入術の主な適応と禁忌

適応	大腿骨頚部骨折
	大腿骨頭壊死
	大腿骨頭，頚部の骨腫瘍（悪性を含む）
禁忌	化膿性や結核性股関節炎など感染性疾患

が存在する．1974 年に Bateman と Giliberty が臨床応用を開始し，良好な 20 年成績を明らかにした[11]．Monopolar 型と比した BHA の利点は，①寛骨臼の軟骨摩耗が少なく，②より大きな可動域で脱臼率も少なく，③衝撃荷重が緩和され，④標準的な THA への転換（conversion）が比較的容易といえるものの，①以外の知見は未だ十分とは言い難い（表4）．

　BHA における implant 固定も THA と同様，セメント使用と非使用に大別され，各長短を考慮して決定すべきである．セメント使用 BHA は，セメント非使用に比し術後の大腿部痛が少ないが，血圧低下や術中死などの重篤な合併症が多く，非使用には大腿骨骨折が比較的多いほか，明らかな差はない[12]．大腿骨頚部骨折の患者にはセメント使用を回避したいと考える医師も多いが，Norway の database 解析によるとセメント使用による死亡率の上昇はなく[13]，Australian registry data では，初日の死亡率はセメント使用が非使用に比し 1.7 倍に高いが，1 週以降はその傾向が逆転している点は興味深い[14]．

　適応疾患は，大腿骨近位部骨折（図4）や大腿骨頭壊死症（osteonecrosis of the femoral head：ONFH）（図5）が大半であり，古くは股関節 OA に対する THA の代替としても行われていた．大腿骨頚部 / 転子部骨折診療ガイドライン改訂第 2 版[15] によると，高齢者の転位型には人工物置換術が推奨され（Grade A），個々に全身状態や年齢を考慮し，治療法を選択すべきとしているものの，年齢の詳細は明らかにされていない．置換術には BHA と THA があるが，活動性の高い例には THA が（Grade A），状態が悪い例や低活動性の高齢者には BHA が推奨（Grade C）されている．一般的な大腿骨頚部骨折は，股関節 OA や関節リウマチの合

併例を除き寛骨臼軟骨は比較的健常なため，多くの整形外科医にとって
THAでなくBHAの選択に抵抗はない．ONFHに関しては，stage Ⅲまで
は比較的寛骨臼軟骨が温存されているためBHAが，ⅣにはTHAが適
応されてきた．しかし，ONFHには若年かつ活動性の高い患者も含まれ，
BHAの抱える諸問題が短期で顕在化する懸念も否めない．ONFHに対
するBHAとTHAの比較研究によると，機能回復の点ではTHAが優れ，

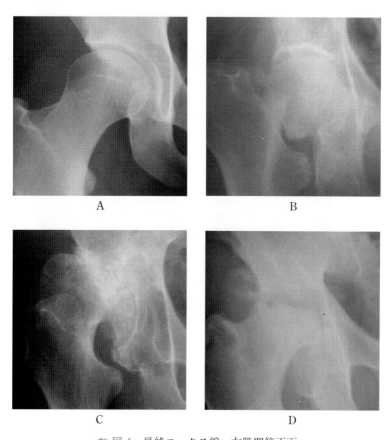

●図4　単純エックス線　右股関節正面

左端から順に，正常（A：25歳男性），大腿骨頚部骨折（B：82歳女性），変形性股
関節症（C：65歳女性），急速破壊型股関節症（D：83歳女性）である．

16

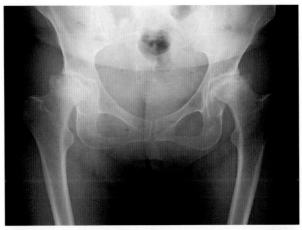

A

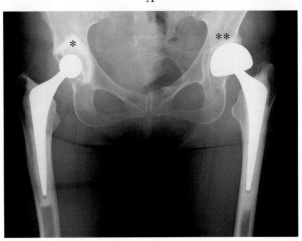

B

●図5　単純エックス線　特発性大腿骨頭壊死症（54歳女性　病期と手術術式の異なる両側例）

右側（*）は人工股関節全置換術を，左側は人工骨頭挿入術を選択した．術式の違いは，寛骨臼（骨盤）側における画像上の重症度や術中所見によるところが大きい．右側の寛骨臼側は，肉眼的に明らかな関節症変化を伴っていたので，寛骨臼側まで人工物（*）に置換する全置換術とした．左側の寛骨臼側は正常であり，母床軟骨を温存（**）できる人工骨頭挿入術とした．上段は術前（A），下段（B）が術後である．

BHAでは寛骨臼軟骨および軟骨下骨の摩耗によりTHAへのconversionを要し不利とされる[16]．よって，世界的にはstage ⅢにおいてもTHAがONFHの標準的治療法のひとつといえる．股関節OAに対するBHAは，開発当初のTHAの代用とされ[11]，cup設置を要さないため技術的にも容易で，脱臼率の低さも相まって股関節OAに応用され，その適応も拡大された．しかし，術後疼痛の遷延する比率が高く，骨溶解やBHAの中心性移動に伴う高い再置換率等々の課題が明らかとなり，現時点は推奨されていない[17]．いずれにしてもBHAは，THA同様にimplantであり，術後感染や血栓塞栓症に対する細かな配慮が重要といえる．

3　最小侵襲手術（Minimally Invasive Surgery : MIS）

　運動器疾患に対する最小侵襲手術は，「侵襲が小さいため手術により生じる機能障害が最小限に抑えられ，その上で本来の手術目的を達成した結果，従来法よりははるかに優れた臨床成績をもたらす手術」[18]と定められてはいるが，THAにおける最小あるいは低侵襲手術は，未だその定義が曖昧である．単に皮膚切開の長さを短くしただけのものもあれば（小切開），可能な限り筋腱切離を行わないもの（筋腱温存），骨温存を図るものなどがあげられる（骨温存）．それぞれに長短があるが，最も大きなdemeritはlearning curveの存在がある．これを克服し得られた低侵襲性の長期的な効果についての見解も一定でない[19]．

　小切開THAの定義は，皮膚切開長が標準的なTHAにおいて15から20cmで行われているのに対し，7から12cm程度とする報告が多い．1990年代後半から始められた小切開THAは，単に展開が狭いことに限定され，内容的には既存の方法と変わりなく，小切開であってもMISではないという批判が相次ぎ，2000年代後半からは小切開THAを支持する報告は少なくなった．2010年代に入り，小切開と標準的なTHAを

18

比較した systematic review や meta-analysis が散見されるようになり，近年においてはその論文数の極端な増加はない（図6）[20]．後方進入による小切開 THA は，標準的な切開長の例に比し，出血量や手術時間，在院日数を含めた短期的な効果は期待できるものの，術後感染や脱臼，神経損傷，深部静脈血栓症などの頻度は同等だった．小切開 THA の優位性が示されてはいるが，後方進入に限った検証に留まり，他の進入路による知見の発信が待たれるところである．

　筋腱温存 THA は，筋肉間から股関節に到達するため，筋腱切離を行わずに implant の挿入を可能とする手術である．皮膚と大腿筋膜，関節包以外の軟部組織を切開しないため，理論上は本来の MIS に匹敵する．筋腱を切離しない点で，機能回復が早く，入院期間や術後の動作制限の期間を短縮でき，疼痛や出血，脱臼が少なくできる利点を併せ持ち，長期観察後に再置換術を要した場合においてもその周囲組織がほぼ温存さ

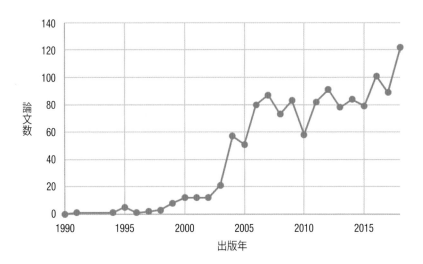

●図6　PubMed を用いた人工股関節置換術の最小侵襲手術に関する論文数（1990年から 2018 年に限る，2020 年 2 月現在）
https://www.ncbi.nlm.nih.gov/pubmed/?term=hip+arthroplasty++Minimally+Invasive+Surgery

れている点は大きな長所といえる．一方，learning curve が問題になり，特に術中骨折や神経障害，麻痺等の合併症も少なくないため，習熟を促進するための指導と training が必須である．筋腱温存 THA と小切開，標準的な THA とを比較した randomized control trial は少ないが，短期的な効果は小切開 THA と同等，あるいは優れると考えられている．しかし，長期的には明らかな差はない．

　骨温存 THA は広義の MIS に該当する．感染の有無を問わず将来の再置換術を考慮した場合，抜去時の骨欠損が懸念され，初回 THA に bone stock を可及的に確保することに意義がある．よって，最小限の欠損を目指した骨温存の概念とその理解も不可欠といえる．侵襲を少なくすること追求する姿勢そのものが重要であり，工夫を重ね，より低侵襲な手術手技を確立する必要がある．

4　対象と疾患

　ほとんどが進行期から末期の股関節 OA（図 4）であり，ONFH（図 5）や急速破壊型股関節症（図 4），関節リウマチも多い．股関節 OA は，一次性と二次性股関節症から成り，後者が多い[6]．海外と同じ診断基準を用いたわが国における股関節 OA の有病率は，1.0 から 2.4％とされ，中国や韓国と同程度であるが欧米より低い（Grade A）．単純 X 線に基づくと，本邦は 1.0 から 4.3％．男性は 0 から 2.0％，女性は 2.0 から 7.5％と女性で高く（Grade B），発症年齢は平均 40 から 50 歳と報告されている（Grade B）．一次性股関節症の頻度は，統一された診断基準がなく 0.65 から 21％といわれる（Grade C）．二次性股関節症の原因は，80％以上が寛骨臼形成不全とされ（Grade A），小児期の股関節疾患（Perthes 病，大腿骨頭すべり症など），ONFH や関節リウマチ，血清反応陰性脊椎関節炎などに起因する股関節症，股関節脱臼や骨盤，寛骨臼骨折に因る外傷性疾患，先端巨大症や副甲状腺機能亢進症などの内分泌

や代謝性疾患（図3），滑膜骨軟骨腫症や色素性絨毛結節性滑膜炎など腫瘍（類似）性疾患，化膿性や結核性股関節炎など感染性疾患と多岐に渡る．わが国における危険因子は，重量物作業の職業や寛骨臼形成不全（Grade B），発育性股関節形成不全（脱臼）の既往（Grade C），欧米では重量物作業や長時間の立ち仕事（Grade A），寛骨臼形成不全（Grade A），競技 level のスポーツや肥満（Grade B），発育性股関節形成不全（脱臼）の既往（Grade C）とされる．本邦における進行予測因子は，寛骨臼形成不全や atrophic type（Grade C），欧米では高齢や肥満（Grade B）とされる．

ONFH（図5）[21]は，特発性と症候性（二次性）に分類される．特発性は，誘因が明らかでないもので，steroid による治療歴や alcohol の多飲歴が含まれる．症候性とは，大腿骨頚部骨折や股関節脱臼骨折後などの外傷性，減圧性，鎌状赤血球症などによる塞栓性，放射線治療後，手術後（医原性）に発生するものである．本邦における本疾患の男女比は 1.2 から 2.1：1 と男性に多く，男性では 30 から 59 歳に多く，女性も若年から壮年期に好発するものの 20 から 79 歳までと幅広い．有病率は，1994 年においては人口 10 万人あたりの 5.9，2004 年は 9.0，2014 年で 18.2 人である．MRI 所見に基づいた発生率は，SLE が 15 から 38％，腎移植患者は 1 から 32％で，大半が治療 1 年以内に発生する．発生や発症に関わる危険因子は，steroid 全身投与が odds 比 20.3，飲酒が 3.2 から 4.8，喫煙が 2.6 から 6.6，男性は女性に対し 1.6 から 2.7，全身性エリテマトーデスはこれ以外の自己免疫疾患に対し 2.6 である．Steroid の投与量と risk の関連は少なく，エリテマトーデス患者においても総あるいは最高投与量は有意でなく，1 日平均投与量 16.6mg 以上の odds 比 3.7 だった．週当たり飲酒量は 320g（日本酒を毎日 2 合）以上で odds 比 9.4，累積飲酒量は 320g を 10 年以上で 9.7，喫煙量は 1 日 20 本以上が 2.6，累積量は，箱×年（箱数と年数を乗した値）が 10 以上になると 6.6 だった（表5）[22]．

● 表5 大腿骨頭壊死の主な病因

Steroid 治療歴
Alcohol 多飲
喫煙
放射線治療（骨盤）
全身性エリテマトーデス

　急速破壊型股関節症（図4）[6] は，股関節症 OA との関連は明らかでないが（Grade Ⅰ），1 年以内の短期間に大腿骨頭および寛骨臼の破壊が急速に進行する疾患の総称とされ，主に高齢女性の片側性に発症し，THA が適応される．本発症には骨脆弱性に伴う大腿骨頭軟骨下脆弱性骨折が関与するとの見解もあるが，未だ結論には至っていない．

5 　症状

　股関節 OA の症状の多くは，股関節の運動時痛や可動域制限，大腿部痛，歩行困難である．脊柱管狭窄症や椎間板ヘルニアに由来する下肢痛，変形性膝関節症による膝関節痛として看過される例もあり，症状や経過の詳細な聴取が肝要である．ONFH（図5）は，夜間痛も伴い，股関節症に比し日常生活動作に差支える程度が著しい．いずれの股関節疾患も，大半は階段昇降に手すりを要し，靴下の着脱や足趾の爪切り動作に疼痛を自覚する．中臀筋は廃用性萎縮に陥り，患者は跛行を呈し，次第にT字杖や車椅子など自助具に依存しつつ閉じこもりや意欲低下に至る例も見受けられる．精神的ケアのみならず，衛生管理が行き届かない場合には一層入念な口腔ケアが必要となる例も少なくない．

　以上のことから，歯科医師や歯科衛生士，看護師は，股関節を含め運動器疾患特有の症状を理解し，その術後合併症を減らすためにも口腔ケアの必要性を理解することが肝要である．これを念頭にした個々の対応こそが，健康寿命の更なる延伸に寄与できる可能性に繋がるといえる．

22

利益相反　申告なし

岡本純典（大阪医科大学生体管理再建医学講座整形外科学教室）

文　　献

1) Okamoto Y, Otsuki S, Neo M, et al.: Sagittal alignment of the femoral component and patient height are associated with persisting flexion contracture after primary total knee arthroplasty, J Arthroplasty, 34：1476〜1482, 2019.

2) Charnley J: Arthroplasty of the hip. A new operation, Lancet, 277：1129〜1132, 1961.

3) Evans JT, Evans JP, Walker RW, et al.: How long does a hip replacement last? A systematic review and meta-analysis of case series and national registry reports with more than 15 years of follow-up, Lancet, 393：647〜654, 2019.

4) McLaughlin JR, Lee KR: Total hip arthroplasty with an uncemented tapered femoral component in patients younger than 50 years, J Arthroplasty, 26：9〜15, 2011.

5) 骨・関節術後感染予防ガイドライン 2015 改訂第 2 版　日本整形外科学会診療ガイドライン委員会，骨・関節術後感染予防ガイドライン策定委員会（編集）2015.

6) 変形性股関節症診療ガイドライン 2016 改訂第 2 版　日本整形外科学会，日本股関節学会（監修），日本整形外科学会診療ガイドライン委員会，変形性股関節症診療ガイドライン策定委員会（編集）2016.

7) Sonn KA, Larsen CG, Adams W, et al.: Effect of preoperative dental extraction on postoperative complications after total joint arthroplasty, J Arthroplasty, 34：2080〜2084, 2019.

8) 角田　恒，堀　裕彦，福田章二，他：人工関節置換術における術前口腔検診の取り組み，日本人工関節学会誌，46：449〜450, 2016.

9) Young H, Hirsh J, Hammerberg EM, et al.: Dental disease and periprosthetic joint infection, J Bone Joint Surg Am, 96：162〜168, 2016.

10) 藤田　裕，奥村朋央，吉田　真，他：人工股関節全置換術における術前口腔検診，中部日本整形外科災害外科学会雑誌，51：963〜964, 2008.

11) Bateman JE, Berenji AR, Bayne O, et al.: Long-term results of bipolar arthroplasty in osteoarthritis of the hip, Clin Orthop Relat Res, 251：54〜66, 1990.

12）岡本純典：今月の海外文献，整形外科サージカルテクニック，4：508〜509, 2014.

13）Figved W, Opland V, Frihagen F, et al.: Cemented versus uncemented hemiarthroplasty for displaced femoral neck fractures, Clin Orthop Relat Res, 467：2426〜2435, 2009.

14）Costain DJ, Whitehouse SL, Pratt NL, et al.: Perioperative mortality after hemiarthroplasty related to fixation method, Acta Orthop, 82：275〜281, 2011.

15）大腿骨頚部/転子部骨折診療ガイドライン改訂第2版　日本整形外科学会，日本骨折治療学会（監修），日本整形外科学会診療ガイドライン委員会，大腿骨頚部/転子部骨折診療ガイドライン策定委員会（編集）2011.

16）Lee SB, Sugano N, Nakata K, et al.: Comparison between bipolar hemiarthroplasty and THA for osteonecrosis of the femoral head, Clin Orthop Relat Res, 424：161〜165, 2004.

17）Pellegrini VD Jr, Heiges BA, Bixler B, et al.: Minimum ten-year results of primary bipolar hip arthroplasty for degenerative arthritis of the hip, J Bone Joint Surg Am, 88：1817〜1825, 2006.

18）四宮謙一：運動器疾患に対する最小侵襲手術，別冊整形外科，59: 序章，2011.

19）加畑多文，前田　亨，楫野良知，他：人工股関節全置換術におけるMISの功罪，臨床整形外科，51：111〜116, 2016.

20）Berstock JR, Blom AW, Beswick AD: A systematic review and meta-analysis of the standard versus mini-incision posterior approach to total hip arthroplasty, J Arthroplasty, 29：1970〜1982, 2014.

21）高木理彰：股関節疾患の診断と治療　―Review―，日本整形外科学会雑誌，93：947〜958, 2019.

22）菅野伸彦，坂井孝司，高尾正樹：特発性大腿骨頭壊死症の疫学・病因・病態，日本整形外科学会雑誌，92: 491〜498, 2019.

◀ 2 ▶
骨吸収抑制薬関連顎骨壊死

1 はじめに

　2003年に, "avascular necrosis of the jaws" としてビスフォスフォネート製剤 (BP) 投与患者に生じた骨露出を伴う難治性顎骨壊死症例, すなわちビスフォスフォネート関連顎骨壊死 (BRONJ, BP-related osteonecrosis of the jaw) が報告された[1]. その後, RANKL (Receptor Activator of NFκB Ligand) に対するヒト型 IgG2 モノクローナル抗体製剤であるデノスマブにおいても同様の骨壊死 (DRONJ, denosumab-related ONJ) が BRONJ とほぼ同頻度で発生することが判明した. さらに, 血管新生阻害薬やチロシンキナーゼ阻害薬などの分子標的薬による ONJ を含めて米国では薬剤関連顎骨壊死 (MRONJ, medication-related ONJ) の名称が提唱されている[2]. 一方, 本邦の顎骨壊死検討委員会が 2016 年に公表したポジションペーパーでは, BRONJ と DRONJ とを合わせて骨吸収抑制薬関連顎骨壊死 (ARONJ, anti-resorptive agents-related ONJ) と呼称している[3].

　日本における BRONJ の発症頻度は, 骨粗鬆症用製剤 (窒素含有 BP) では 0.001 ～ 0.01 ％程度とされ, 一般人口集団にみられる ONJ 発生頻度 0.001 ％とほぼ同様か, わずかに高い程度と推定される. 悪性腫瘍用製剤では発生頻度はより高く, かつ重篤となる症例が多い. 本邦では, 欧米に比べて骨粗鬆症用製剤投与例での発症比率が高い[3]. 当初は骨粗

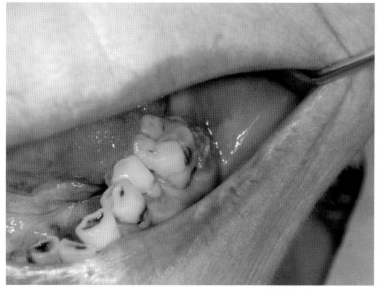

●図7-a　ARONJ ステージ1　口腔内写真
82歳，女性，左側下顎臼歯部の違和感にて受診した．骨粗鬆症にて，アレンドロン酸を6年間服用していた．左側下顎第一大臼歯遠心頬側部に骨露出を認めるが感染は伴っていない．

鬆症には低用量の経口製剤，悪性腫瘍には高用量の注射製剤が使用されていたが，現在は骨粗鬆症に対する低用量の注射製剤も存在する．ARONJ の発症頻度は，投与経路ではなく投与量に関連していることに注意が必要である．

2 病態と診断

　ARONJ は，疼痛，骨露出・骨壊死，軟組織腫脹，潰瘍，排膿，オトガイ部の知覚異常，歯の動揺など多彩な臨床症状・所見を呈する（図7）．その診断で重要なことは，口腔・顎・顔面領域の骨露出または口腔内外の瘻孔から骨が触知できることである．

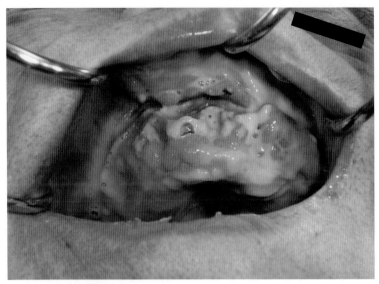

●図7-b　ARONJ ステージ3　口腔内写真
88歳，女性，上顎前歯部の動揺にて歯科を受診した．抜歯後に口腔内から
の排膿を認め，当科を紹介された．骨粗鬆症にてアレンドロン酸を5年間服
用していた．脊柱管狭窄症，高血圧症，認知症の既往がある．上顎前歯部
に広範な腐骨の露出，排膿を認める．

　ARONJ は骨が外界に直接露出し，さらに口腔内細菌に暴露された状
態と考えられ，大腿骨頭壊死など無血管性，虚血性壊死で感染を伴わな
い病態とは異なる．なお，診断には，顎骨への放射線治療の既往がない
こと，悪性腫瘍の転移でないことを確認する必要がある．病理組織学的
には骨壊死を伴った慢性骨髄炎で，壊死骨に接して放線菌塊が高頻度に
認められる．

3　ARONJ のリスク因子

　ARONJ 発症のメカニズムはいまだ十分には解明されていないが，以
下のリスク因子が考えられている．局所的には骨への侵襲的歯科治療，

不適合義歯，口腔衛生状態の不良，それに伴う顎骨の炎症性疾患などがあげられる．なお，根管治療，矯正治療はリスク因子とはされていない．

　骨吸収抑制薬の中では低用量投与（骨粗鬆症用製剤）と比較し高用量投与（悪性腫瘍用製剤）でリスクが高い．全身的には，がん，糖尿病，関節リウマチなどに罹患していること，ライフスタイルとしては，喫煙，飲酒ならびに肥満，併用薬では，抗がん薬，副腎皮質ステロイド，血管新生阻害剤などがリスク因子と考えられている[3]．

4　治療

　従来，口腔衛生状態の改善，抗菌薬の投与に加え，分離腐骨の除去などの低侵襲な外科的治療，すなわち保存的治療が推奨されていた．現在においても，これら保存的処置の重要性に変化はないが，症例の集積に伴い，進行症例に対する外科的治療の有用性が確認され，推奨される傾向がある．

　ARONJ を発症した患者では，休薬により腐骨分離が進み，手術が容易になることがある[4]．したがって，ARONJ の病状を処方医に知らせ，医科歯科間で状況を共有した上で，休薬の是非につき協議することが肝要である．歯科から休薬を強要することは慎むべきであり，処方医と歯科医が連携し，全身状態，局所状態を総合的に判断した上で対応する．がん患者においては，原則として休薬しない．

5　歯科受診，歯科治療時の留意事項

　歯科治療の際，最も大切なことは，処方医と歯科医師との緊密な連携である．周術期口腔機能管理を目的とした医科主治医からの紹介患者では，診療情報提供書により病歴を含めた患者情報を歯科側で把握することができる．しかしながら，歯痛，義歯の不具合などで自らの判断で歯

科を受診する患者が多いのが現状で，歯科初診時，既往疾患や通院状況が申告されず，その把握が困難な症例を経験することが少なからずある．骨吸収抑制薬を含め経口薬はお薬手帳で把握可能であるが，注射薬は確認できない．骨吸収抑制薬による治療を受けている患者の多くは投薬状況が記載された手帳を持っているため，手帳を確認する．手帳の情報のみでは全身状態，投薬状況が不明瞭な場合，歯科初診時は可能な限り応急処置にとどめ，積極的に文書にて病状照会を行うことが肝要である．

　侵襲的歯科処置が必要な際の骨吸収抑制薬休薬に関しては，さまざまな議論があるが，治療前の休薬を積極的に支持する根拠に欠けるとされている．一方，骨粗鬆症患者において，BP 治療が 4 年以上にわたる場合は BRONJ 発生率が増加するという報告があることより，骨吸収抑制薬投与を 4 年以上受けている患者や ONJ リスク因子を有する骨粗鬆症患者に侵襲的歯科治療を行う際には，骨折リスクを含めた全身状態が許容すれば 2 カ月前後の休薬について主治医と協議，検討することが推奨されている[3]．なお，実際に侵襲的歯科治療を行う際には，徹底した感染源の除去と感染予防が必須である．

　骨粗鬆症の薬物治療には，BP 製剤，抗 RANKL モノクローナル抗体，ビタミン D 製剤，選択的エストロゲン受容体モジュレーター（SERM）など多くの薬剤が使用されている．これらの薬剤の中で，薬剤添付文書に ONJ が記載されているのは BP 製剤，抗 RANKL モノクローナル抗体ならびに抗スクレロスチンモノクローナル抗体である．

6　整形外科通院中の患者への留意事項

　近年，予防歯科の普及により定期的に歯科を受診する患者は増加傾向にある．しかしながら，慢性経過する歯周病は顕著な自覚症状がなく，歯痛，あごの腫れなどなんらかの症状出現後に歯科を受診する患者も少なくない．骨粗鬆症患者の大半は高齢者で，その多くは歯周病や義歯の

不適合など口腔内に問題を抱えている．骨吸収抑制薬投薬前に，医科主治医は患者に歯科受診を勧めるとともに，主疾患の病状，治療方針，予後の見込み，ONJ が発症した際の対応について歯科医師と十分に協議，検討しておく．さらに患者には骨吸収抑制薬による治療のベネフィットと ONJ 発症のリスクを説明し，歯科に口腔内衛生状態の改善を依頼する．すべての歯科治療は骨吸収抑制薬治療開始の 2 週間前までに終えておくのが望ましいとされている[3]．歯科治療によっては，長期にわたる治療が必要なこともあり，骨吸収抑制薬の投与を計画すると同時に，口腔機能管理を歯科に依頼する．早急な治療開始が必要な場合には，歯科治療と骨吸収抑制薬投薬を並行して行うこともある．

　ARONJ の中には極めて難治性の症例も存在し，その予防が原疾患の治療を安全かつ遅延なく遂行するためにも極めて重要である．ARONJ の予防には口腔内の感染を徹底的に制御する必要があり，積極的な歯科介入が必須である．

有吉靖則（市立ひらかた病院歯科口腔外科）

文　　献

1) Marx RE: Pamidronate（Aredia）and zoledronate（Zometa）induced avascular necrosis of the jaws: a growing epidemic, J Oral Maxillafac Surg, 61：1115〜1117, 2003.

2) Ruggiero SL, Dodson TB, et al: American Association of Oral and Maxillofacial Surgeons, American Association of Oral and Maxillofacial Surgeons position paper on medication-related osteonecrosis of the jaw -2014 up date, J Oral Maxillofac Surg, 72：1938〜1956, 2014.

3) 米田俊之，荻野　浩，他：顎骨壊死検討委員会：骨吸収抑制薬関連顎骨壊死の病態と管理：顎骨壊死検討委員会ポジションペーパー 2016.（https://www.jsoms.or.jp/medical/wp-content/uploads/2015/08/position_paper2016.pdf）

4) 日本口腔外科学会編：口腔外科ハンドマニュアル '17：特集 1　薬剤関連顎骨壊死（MRONJ）の歯科における考え方と対応，クインテッセンス出版，2017.

◀ **3** ▶

口腔ケアに必要な感染対策

1 整形外科領域の手術部位感染とその対策

　整形外科手術は運動器の疼痛や機能制限に対し，その症状緩和・機能改善を目的に行われることが多い．人工の高齢化に伴い，変形性関節症などの有症状者は増加し，これら治療のため人工関節置換術などの手術が多く行われている．整形外科手術の多くは清潔手術であり，準清潔手術の多い消化器外科手術などと比較すると手術部位感染の発症率は低いが，米国では人工股関節・膝関節感染発症率は 2.0〜2.4％で増加傾向にあり，2020 年には約 65,000 件の人工関節感染が発生し，人工股関節・膝関節感染加療に対するコストは 2020 年には 16 億ドル（約 2,000 億円）に達する見込みとされている[1]．

　わが国での発生状況をみると，厚生労働省院内感染サーベイランス（JANIS）の 2017 年 SSI 部門データでは人工股関節全置換術が 0.66 ％（208/12732），人工膝関節全置換術が 0.70 ％（197/10125）と報告されている[2]．人工関節手術が年間 14 万件（股関節 6 万件・膝関節 8 万件）実施されている[3]ことから，わが国での人工関節感染は少なくとも年間約 1,000 件発生していることが推察される．

　人工関節感染は発症時期により，留置後 1〜3 カ月以内の感染の早期型（early），留置後数カ月から 1〜2 年の感染の遅延型（delayed），それ以降に発生する晩期型（late）に分けられる．サーベイランス対象の手

術部位感染は術後１年以内の発症例であり，晩期型の症例発症率は十分な評価ができていないのが実情である．早期型・遅延型は人工物を留置する最中に感染することが最も多く，晩期型は人工物への血行性転移による感染が多いと考えられている．

　対策の重要性から，米国 CDC の手術部位感染対策ガイドラインでは，術式では唯一人工関節手術に関し別セクションが設けられている[4]．輸血をさけるべきか，関節リウマチなどで使用されている免疫抑制剤は周術期に使用を避けるべきか，術後疼痛コントロール目的で使用される周術期の関節内ステロイド注入は使用すべきか，血腫形成による感染リスクを避けるため抗凝固療法をどうすべきか，などについて検討が行われているが，明確な結論はだされていない．人工関節手術では，空気清浄度の高い層流換気を用いたバイオクリームルームで，ボディーエキゾーストガウン（発塵防御服とヘルメット）で全身を覆い，手術をする施設が多い．ただし，層流換気で space suits 使用例のほうが感染率はむしろ高かったという報告もあり[5]，WHO の手術部位感染対策ガイドラインでは推奨されていない[6]．

　バイオフィルムとは，デバイス表面に定着した細菌により形成され，抗菌薬や免疫系に抵抗性をとり，人工物の存在は感染症が難治化する．人工関節感染の発症では人工関節感染の抜去が望ましいことになるが，このことは患者の関節機能や生活の質の著しい低下につながる．人工関節が温存可能の条件としては，症状出現後３週以内または早期型（術後30日以内）人工関節感染で，人工関節の固定性が良好であり，慢性感染の所見である瘻孔がないこと，経口抗菌薬に良好な感受性を示すことがあげられており，その対象は極めて限定的である[7]．多くは人工関節の抜去が余儀なくされるが，感染人工関節を抜去し，同時に新しい人工関節に再置換する一期的手術と，感染人工関節を抜去し，いったん抗菌薬含有骨セメントで作成されたセメントスペーサーを人工関節の代わりに挿入し，全身的な抗菌薬を約６週投与した後に新しい人工関節へ再置

32

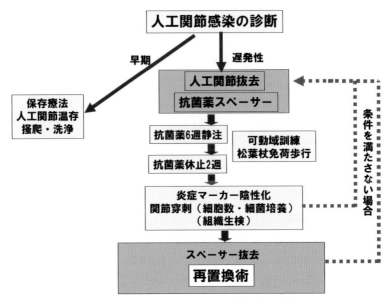

● 図8　鹿児島大学病院における人工関節感染の治療プロトコール

換する二期的手術があり，わが国では二期的置換術が用いられることが
多い(図8)．人工関節の抜去は患者の歩行能力やADLの低下をもたらし，
また感染症のコントロールが困難な場合は下肢切断を余儀なくされる場
合もある．

　前述のように，菌血症の発症は晩期型人工関節感染症のリスク因子と
なる．歯肉疾患を有する患者は歯ブラシ後の菌血症発症リスクが高く[8]，
口腔内細菌が人工関節感染の原因菌になるのは6～13％という報告が
ある[9]．人工関節周囲感染対策における国際コンセンサスでは，待機的
人工関節置換術を受けるすべての患者に対して口腔内活動性感染の有無
についてスクリーニングを行うべきであり，手法としては質問紙法ある
いは口腔検査が考えられると記載されている[10]．

2 整形外科領域における手術部位感染症以外の医療関連感染対策

人工の高齢化に伴い，骨粗鬆症を背景とした高齢者の骨折，とくに大腿骨近位部骨折（頸部骨折・転子部骨折）も増加傾向にある．これら骨折は寝たきりのリスクも伴い，平成 28 年の国民生活基礎調査では認知症・脳血管疾患とならび骨折・転倒は要介護度 4・5 といった高度の介護が必要となった原因としてあげられている[11]．

寝たきりなどの ADL 低下は医療介護関連肺炎・カテーテル関連尿路感染症の発症リスクとなる．われわれの過去の研究では，大腿骨近位部骨折患者では誤嚥を背景とした肺炎を発症リスクが高く，予後に関連する因子の一つであった[12]．誤嚥性肺炎の予防対策としては，早期離床とともに嚥下機能の維持，口腔内の衛生環境維持も重要と考えられ，これら患者に対する口腔ケアも重要である．

3 口腔ケアを行う際の感染対策

一方口腔ケアも，適切な手技や器具管理を行わないと病原体伝播のリスクを伴う．わが国でも，口腔ケア物品の共有による多剤耐性緑膿菌のアウトブレイク事例が報告されている[13]．

国公立大学病院感染対策協議会の院内感染対策防止ガイドラインでは，口腔ケア実施中には，ブラッシングや義歯清掃等により患者唾液や血液の飛散が考えられるため，術者への感染防止や汚染された手指を介した伝播を防ぐ目的で，個人防護具の装着を含めた標準予防策を実施することを求めている[14]．当院では歯科診療レベルによって，必要な個人防護具の使用をマニュアルで定めている（表 6）[15]．

また，口腔ケアに使用する器具（歯ブラシ，スポンジブラシ，歯間ブラシなど）は患者個人専用とし，可能なものはディスポーザブルとすること，使用後は洗浄・乾燥させ細菌の増殖を防ぐことも必要である[14]．

●表6　鹿児島大学病院における歯科診療での標準予防策[15]

レベル	診療内容	標準予防策
1	［非観血的医療行為］ 血液・唾液に触れない日常業務・診察など	手指衛生
2	［血液・唾液に触れる可能性のある医療行為（唾液は細菌・ウイルスを含む可能性のある体液である）］ 触診，浸潤麻酔，根管治療，印象，採血，技工操作，義歯の取り扱いなど	手指衛生 手袋，マスク
3	［洗浄・切削に伴う血液・唾液の飛沫を伴う医療行為］ 外来小手術，タービン・エンジンによる窩洞形成，エンジンによる骨削除，超音波スケーラー，注射筒を用いた洗浄，バキューム操作など ＊エアロゾル発生の可能性が高い場合	手指衛生，手袋，マスク，エプロン，ゴーグル・アイシールド・フェイスシールド
4	［手術室での医療行為］ 清潔区域での処置が必要な観血的処置など	手術時手洗い，手袋，マスク，帽子，ガウン，ゴーグル

　口腔ケアに使用した開口器具やガーグルベイスンは，スポルディングの分類でセミクリティカルに相当する高水準消毒が求められ，吸引チューブはディスポーザブルのものを使用し，口腔内洗浄には蒸留水を使用すること，また吸引回路および吸引管瓶は患者個人専用とすることも求められている[14]．

　口腔ケア時には，洗口液として各種消毒薬（ポビドンヨード，塩化ベンゼトニウム，低濃度（0.02 ％以下）クロルヘキシジンなど）の使用が推奨される[14]．なお，使用に際してはアレルギーに十分注意する．

川村英樹（鹿児島大学病院感染制御部）

文　献

1) Kurtz SM, Lau E, Watson H, et al.：Economic Burden of Periprosthetic Joint Infection in the United States, J Arthroplasty, 27：61〜5.e1., 2012.
2) 厚生労働省：院内感染対策サーベイランス事業（JANIS）SSI 部門公開情報, 2017 年年報. https://janis.mhlw.go.jp/report/ssi.html（2020 年 1 月 19 日閲覧）

3) 人工関節ドットコム：https://www.jinko-kansetsu.com/replacement.html
（2020 年 1 月 19 日閲覧）

4) Berríos-Torres SI, Umscheid CA, Bratzler DW, et al.：Centers for Disease Control and Prevention Guideline for the Prevention of Surgical Site Infection, 2017, JAMA Surg, 152：784〜791, 2017.

5) Hooper GJ, Rothwell AG, Frampton C, et al.：Does the Use of Laminar Flow and Space Suits Reduce Early Deep Infection After Total Hip and Knee Replacement? The Ten-Year Results of the New Zealand Joint Registry, J Bone Joint Surg [Br],; 93-B：85〜90, 2011.

6) WHO: Global guidelines on the prevention of surgical site infection. https://apps.who.int/iris/bitstream/handle/10665/250680/9789241549882-eng. pdf?sequence=8 （2020 年 1 月 19 日閲覧）

7) Osmon DR, Berbari EF, Berendt AR, et al.：Executive Summary: Diagnosis and Management of Prosthetic Joint Infection: Clinical Practice Guidelines by the Infectious Diseases Society of America, Clin Infect Dis, 56：1〜10, 2013.

8) Tomás I, Diz P, Tobías A, et al.：Periodontal Health Status and Bacteraemia From Daily Oral Activities: Systematic Review/Meta-Analysis, J Clin Periodontol, 39：213〜28, 2012.

9) Young H, Hirsh J, Hammerberg EM, et al.: Dental Disease and Periprosthetic Joint Infection, J Bone Joint Surg Am, 96：162〜168, 2014.

10) 田中 栄, 斎藤知行監訳, 山田浩司編集：リスクの軽減と教育 人工関節周囲感染対策における国際コンセンサス, 1〜13, シービーアール, 東京, 2016.

11) 介護の状況 平成 28 年 国民生活基礎調査の概況：https://www.mhlw.go.jp/toukei/saikin/hw/k-tyosa/k-tyosa16/dl/05.pdf （2020 年 1 月 19 日閲覧）

12) 川村英樹, 長嶺智徳, 久保昌亮, 他：大腿骨近位部骨折患者における入院後感染症の検討, 別冊整形外科, 52：138〜142, 2007.

13) Kanayama A, Kawahara R, Yamagishi T, et al.：Successful Control of an Outbreak of GES-5 Extended-Spectrum β-Lactamase-Producing *Pseudomonas Aeruginosa* in a Long-Term Care Facility in Japan, J Hosp Infect, 93：35〜41, 2016.

14) 国公立大学病院感染対策協議会編：歯科における病院感染対策, 病院感染対策ガイドライン, 323〜346, じほう, 東京, 2018.

15) 歯科感染対策マニュアル 鹿児島大学病院感染対策マニュアル：http://www.kufm.kagoshima-u.ac.jp/~ict/ （2020 年 1 月 19 日閲覧）

◀ 4 ▶
口腔ケアを行う時に必要な
輸血に関する知識

　輸血療法は，法のもとで安全で適正に実施することがすべての医療関係者の責務と定められている．しかし，周術期口腔機能管理が保健適応になり，医科歯科連携を強化する病院が増えている一方で，輸血に関する知識不足や両科の連携不足に起因するインシデントが報告されている．そこで本章では，歯科診療従事者を対象に，現代の輸血療法について概説する．

1　輸血療法の概要

　輸血療法は，血液中の赤血球などの成分が量的に減少，または機能的に低下したときに，それらを補充することによって臨床症状の改善を図る補充療法であり，献血に由来する輸血用血液製剤を用いる同種血輸血と，患者本人の血液を用いる自己血輸血に大別できる．

2　同種血輸血

　現代の同種血輸血は，必要な血液成分（赤血球，血小板，血漿）のみを使用する成分輸血を原則とする．輸血用血液製剤は，日本赤十字社によって，献血者から提供された血液から製造される．その過程には，国が定めた採血基準と受血者の安全確保のための基準を満たした献血受付，

病原体検査等の安全性確認，副作用予防のための白血球除去や，放射線照射等を含み，製造された輸血用血液製剤は，最適な条件で保管され，医療機関からの発注に基づいて供給される．

　輸血療法には，安全で適正な実施が求められている．法的には，「安全な血液製剤の安定供給の確保等に関する法律（血液法）」は，血液製剤の適正な使用および安全性に関する情報の収集および提供に努めることを医療関係者の責務と定めている [1]．また，「医薬品，医療機器等の品質，有効性および安全性の確保等に関する法律（薬機法，旧薬事法）」は，輸血用血液製剤を「特定生物由来製品」と定義し，その使用の際に，表示事項の把握，患者（またはその家族）に製品のリスクとベネフィットについての説明，記録の作成，保管（20年間），副作用等の報告を義務付けている [1]．実際の輸血実施に当っては，厚生労働省が通知している「輸血療法の実施に関する指針」と「血液製剤の使用指針」を遵守することが望まれる．両指針は，日本輸血・細胞治療学会のウェブサイト（http://yuketsu.jstmct.or.jp）で入手可能である．

1．輸血前準備

1）輸血に関するインフォームド・コンセント

　患者またはその家族が理解できる言葉で，輸血療法に関する以下の項目を十分に説明し，同意を得たうえで同意書を作成する．

①輸血療法の必要性
②使用する血液製剤の種類と使用量
③輸血に伴うリスク
④医薬品副作用被害救済制度・生物由来製品感染等被害救済制度と給付の条件
⑤自己血輸血の選択肢
⑥感染症検査と検体保管
⑦投与記録の保管と遡及調査時の使用

⑧その他，輸血療法の注意点

２）輸血関連検査

輸血前に血液型（ABO，RhD）検査，不規則抗体スクリーニング検査，輸血前感染症検査を実施する．血液型を確定する場合は，検体取違えによる輸血事故防止のため，同一患者からの異なる時点での２検体で二重チェックを行う必要がある．不規則抗体スクリーニング陽性の場合は，不規則抗体の同定検査を行う．臨床的意義のある（溶血副作用の原因となる）抗体が同定された場合には，赤十字血液センターと相談の上，適合血を選択する．遡及調査や感染性副作用発現時の原因追究，感染拡大防止のため，輸血前感染症検査（対象病原体：HBV，HCV，HIV）や輸血前検体保管（血清，あるいは血漿を約２mL程度，−20℃にて２年間）を行う（図9）．

３）輸血用血液製剤の発注と保管

赤血球液，濃厚血小板は，輸血後GVHD（移植片対宿主病）防止のため，放射線照射血を血液センターに依頼する．納入された血液製剤は，輸血実施まで適正に保管する．赤血球液は２～６℃で，新鮮凍結血漿は

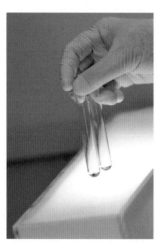

● 図9　血液型検査

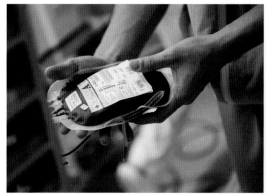

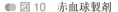
● 図 10 赤血球製剤

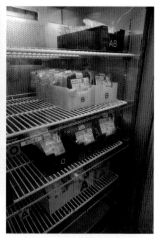
● 図 11 血液保冷庫と赤血球製剤

－20℃以下で保管し，濃厚血小板は室温（20～24℃）で振盪しながら保管する（図10，11）．

4）交差適合試験

赤血球液では，交差適合試験を実施する．患者検体と輸血用血液製剤のセグメントチューブを用いて，間接抗グロブリン試験を含む交差適合試験を行う．交差適合試験の間接抗グロブリン試験主試験陰性のものを原則適合とし，患者に割り付ける．濃厚血小板や新鮮凍結血漿には，交差適合試験は省略してよいが，原則としてABO同型血を使用する．危機的出血時には，救命を最優先として異型適合血輸血を検討する．

3．輸血実施

1）実施前準備

輸血用血液製剤の外観を確認し，血液バッグの破損，バッグ内の血液の色調変化，凝固凝集物を認めた製剤は使用しない．濃厚血小板は，蛍光灯にかざして，スワリング（もやもやした渦巻）があることを確認する（図12）．新鮮凍結血漿は，血液バッグをビニール袋に入れたまま30

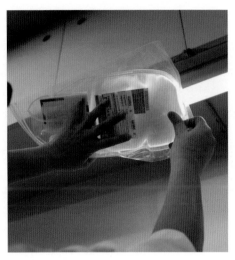

● 図 12　スワリングの確認
（血小板製剤）

〜37℃の温湯中で撹拌しながら融解し，融解後速やかに投与を完了する．直ちに使用できない場合は，2〜6℃で保存し，融解後24時間以内に使用する．

　血液製剤に輸血セット（輸液セットは不可）を接続する．18〜22 G 程度の静脈針で，静脈確保する．原則として，輸血単独ルートとし，他薬剤との混注は避ける．やむを得ず同一ラインで輸血を行う場合には，輸血前後に生理食塩液を用いてラインをリンスする．通常の輸血（急速輸血などを除く）では血液バッグに加温の必要はない．

　輸血実施前には，患者と製剤の取違えによる輸血事故防止のため，確実な照合を行う．輸血実施直前のバイタルサイン（血圧，脈拍，体温，可能であれば SpO_2）を測定し，記録後，輸血を開始する．

　2）投与速度

　成人の場合，輸血開始から最初の10〜15分間は 1 mL／分で，その後は患者の状況に応じて 5 mL／分まで速度を上げて投与する．ただし，大量出血等では急速輸血が必要となり，心不全患者への輸血では循環負荷を考慮して速度を下げる必要がある．その一方で，過量輸血と急速輸

血は TACO（Transfusion-associated circulatory overload：輸血関連循環過負荷）の要因となりうることに留意して，投与量と投与速度を設定しなければならない.

　3）患者観察と副作用への対応

　輸血開始後5分間は急性反応（特に ABO 不適合輸血による急性溶血性副作用）の確認のためベッドサイドで患者を観察し，輸血開始後15分経過した時点で再度患者を観察する．急性の呼吸困難を伴う合併症である TRALI（Transfusion-related acute lung injury：輸血関連急性肺障害）および TACO は輸血中，または輸血後6時間以内に発症することがあるので，輸血終了後も継続的な患者観察を行う.

　重篤な症状があった場合には，輸血を中止し，赤十字血液センターに連絡し，副作用報告を行う．輸血で受血者の既往免疫反応が刺激されると，24時間から数週間で抗体の増強および輸血赤血球の破壊（遅発性溶血性輸血副作用）が起こる．この場合の臨床兆候はヘモグロビン濃度の低下，発熱，黄疸やヘモグロビン尿である.

4．輸血終了後

　1）輸血記録

　患者氏名，住所，血液製剤の種類，製造番号，輸血実施日の記録を作成し，20年間保管する．輸血が適正に行われたことを示すため，輸血の必要性，輸血量設定の根拠および輸血前後の臨床所見と検査値の推移から輸血効果を評価し，診療録に記載する．輸血不応状態については，その原因を明らかにしてから次回輸血を検討する.

　2）輸血後感染症検査

　医師が輸血感染のリスクを考慮し，感染が疑われる場合などには，輸血後約3カ月ころに感染症検査を行う（HBV，HCV，HIV）．輸血感染が疑われた場合には，赤十字血液センターに連絡し，副作用報告を行う.

5．同種血輸血の副作用

　日本輸血・細胞治療学会の調査では，2017年の輸血バッグ当りの副作用発生率は，全製剤で1.09%（赤血球製剤で0.53%，血漿製剤で0.93%，血小板製剤で2.50%）であった．副作用の症状としては，掻痒感，発赤，発疹，蕁麻疹などのアレルギー性症状が全体の約72%を占めた[2]．輸血後にバイタルサインの変化や新たな症状の出現があれば，輸血を中断し，患者の心・肺・腎機能を評価する必要がある．1℃以上の体温上昇，悪寒・戦慄，呼吸困難，低酸素血症，頻脈，血圧低下，背部痛，胸痛などは重篤な輸血副作用の前兆である可能性があるため，中断後に同一製剤の再投与を行ってはならない[3]．

　輸血による病原体伝播のリスクは，日本赤十字社による安全確保対策によって年々低下している．ウイルス感染の発生頻度はB型肝炎ウイルスで1/160万，C型肝炎ウイルスやヒト免疫不全ウイルスでは推定困難なほどの低さとなっている一方で，近年はE型肝炎ウイルスの感染が報告されている．一方，輸血による細菌感染症は1/100万〜1/30万の頻度で，そのほとんどが血小板製剤によって発生している．輸血後に発熱・血圧低下または上昇などが認められた場合には，直ちに輸血を中止し，細菌感染症を疑い，血液培養検査検体を採取後，速やかに抗菌薬の投与を検討する[3]．

6．血液製剤の適正使用

　厚生労働省が通知する「血液製剤の使用指針」は，日本輸血・細胞治療学会が作成した「科学的根拠に基づく輸血ガイドライン（以下，学会ガイドライン）」に準拠しており，使用指針の推奨の強さ，およびエビデンスの強さを併記している．最新の学会ガイドラインは，日本輸血・細胞治療学会のウェブサイト（http://yuketsu.jstmct.or.jp）で入手可能である．

　使用指針や学会ガイドラインは，必ずしも医師の裁量を制約するもの

ではない．しかし，患者への血液製剤の使用についてのインフォームド・コンセントの取得に際しては，原則として使用指針を踏まえた説明をすることが望まれるとともに，使用指針と異なった適応・使用方針の場合には，さらなる注意をもって説明を行い，患者の同意を取得することが望ましい．

3　自己血輸血

　同種血輸血の安全性は飛躍的に向上したが，病原体の伝播や免疫学的な合併症が生じる危険性を可能な限り回避することが求められる．そこで，輸血が必要と考えられる手術の際には，自己血輸血によって同種血輸血回避の可能性を検討することが推奨されている．整形外科の代表的な待機的手術である人口股関節全置換術は，従来出血量の多い手術と認識され，同種血輸血のリスクを回避するための自己血輸血の良い適応とされ，貯血式自己血輸血と回収式自己血輸血が併用されてきた．

　自己血輸血は，患者自身の血液を本人に輸注するので安全であると考えられがちであるが，ヒューマンエラーによる過誤輸血や自己血の細菌汚染などの危険性は残存しているので，院内での実施管理体制が適正に確立されている必要がある．自己血輸血を行う場合には，患者または家族に十分な説明を行い，同意書を作成する．自己血輸血に関する実施指針・基準は，日本自己血輸血・周術期輸血学会のウェブサイト（http://www.jsat.jp/jsat_web/kijun/index.html）で入手可能である．

1．自己血輸血の種類

　自己血輸血には，貯血式自己血輸血，希釈式自己血輸血，回収式自己血輸血がある．それぞれの方法には適応や利点，問題点があるが，患者の病状，術式などを考慮して，各方法を適切に選択し，または組合わせて行うことを検討するべきである．

1）貯血式自己血輸血

わが国でもっとも一般的な自己血輸血の方法である．手術前に予測される必要な輸血量に見合う量の患者血液を採血し，貯血保管しておき，術中・術後の必要時に返血する方法である．

2）回収式自己血輸血

回収式自己血輸血は術中あるいは術後の出血血液を回収し，専用の機器を用いて洗浄後に返血する方法である．

3）希釈式自己血輸血

手術室で麻酔後に患者血液を採血し，不足した血液量を代用血漿などで補充後，循環血液を希釈状態にして手術を行い，術中・術後の必要時に採血血液を返血する方法である．

2．貯血式自己血輸血

自己血貯血に耐えられる全身状態がほぼ良好な患者の待機的手術において，循環血液量の15％以上の術中出血量が予測され，輸血が必要になると考えられる場合が適応となり，特にまれな血液型や免疫（不規則）抗体を持つ場合には，積極的な適応となる．術前血色素（ヘモグロビン）量と，想定される手術時総出血量から，必要な総輸血量を予測し，手術前に適切な間隔で適正量を採血し，貯血保管する．

原則として，貯血患者の年齢，体重に制限はないが，採血時のヘモグロビン値は11.0 g/dL以上とする[4]．菌血症の恐れのある細菌感染患者および感染を疑わせる患者，不安定狭心症患者，中等度以上の大動脈弁狭窄症患者，NYHA IV度（身体活動を制限して安静にしていても，心不全症状や狭心症状が起こり，わずかな動作で訴えが増強する）の患者からは採血しない[4]．

一回の採血量の上限は成人で400 mL（体重50 kg以下の患者は400 mL×患者体重/50kg）とし，採血間隔は原則として1週間以上，手術予定日の3日以内の採血は行わないこととする[4]．採血による貧血からの回

復を促進するために，鉄剤投与に加えて適宜エリスロポエチン製剤を投
与する（条件を認めれば医療保険の適応となる）．採血血液を液状保存
する場合は，採血バッグ内で血液と保存液をよく混和し，2～6℃の冷
蔵庫（温度管理の出来る専用保冷庫）内に保管する．保存液として
CPDA液を用いた場合には，保存期限は35日であるので，手術前5週
以内に採血を開始する必要がある．

　自己血採血時の大原則は，細菌汚染や合併症（血管迷走神経反応
vasovagal reaction：VVRや皮下出血，神経損傷など）のない採血である．
自己血採血前の食事は省かず必ず摂取し，採血後には水分を十分に摂り，
激しい運動や労働および飲酒は避ける．採血中に気分不良や，徐脈を主
訴とする血管迷走神経反射（VVR）が生じることがあるので，十分な患
者観察が必要である．また，採血後，帰宅途中または帰宅後に嘔気や立
ちくらみなどの遅発性VVR様症状が発生することがあるので，原則と
して採血後の車の運転や採血後2時間以内の入浴は避ける[4]．

　貯血自己血を患者に返血する際には，貯血開始前のHb値を目安にし，
返血リスクがベネフィットを超える場合には返血しない．返血時には
ヒューマンエラーによる血液バッグと患者の取り違えを防止するための
照合を必ず行う．

3．回収式自己血輸血

　開心術・大血管手術並びにその他の無菌的手術に適応がある．細菌
あるいは悪性腫瘍細胞の混入がある場合は禁忌である[5]．出血量が
600mL以上（ただし，12歳未満の患者においては10mL/kg）の手術に
て行った回収式自己血輸血は，医療保険の適応となる．回収，洗浄等に
は専用の機器を用い，それらの取り扱いに習熟した医師，看護師または
臨床工学技師が操作する．返血時には，微小凝集塊除去フィルターを使
用することが望ましい（図13）[5]．

　術中回収式自己血輸血は，術野の出血を吸引しフィルターを通してリ

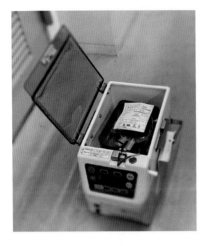

● 図 13　血液バッグ用陰圧型採血器

ザーバーに集め，この血液を遠心分離して赤血球以外の成分を除去し，
生理食復水を注入しながら遠心分離することで洗浄赤血球として返血す
る方法である[6]．回収処理終了後 4 時間以内に返血を完了する．ただし，
回収処理後 4 時間以内に冷蔵保存（1 ～ 6°C）を行った場合には 24 時間
保存が可能である[5]．過誤輸血防止のため原則として手術室内で返血を
開始し，手術室退室後に返血する場合には，患者取り違えに最大限の注
意を払う．術後回収式自己血輸血は，術後出血をドレーンで吸引して回
収し，フィルターを通して輸血する非洗浄式術後回収式自己血輸血と，
生理食塩水で洗浄して輸血する洗浄式術後回収式自己血輸血がある[6]．

4．希釈式自己血輸血

　全身麻酔導入後，麻酔科医師の管理のもとで当該患者から 400 ～
1,200 mL の血液を採血した後，代用血漿剤の輸液により循環血液量を保
ち血液を希釈状態にして手術を行う[7]．心臓予備力がない患者（心筋障
害，弁膜症，心内外の動静脈シャントがある場合など），腎機能障害や
出血傾向のある患者，高度の貧血患者，血液の酸素化に異常がある肺疾
患患者，高度の脳血管狭窄患者は適応外（禁忌）である[7]．希釈式自己

血輸血は，原則として，手術室で採血を行った後に室温保存し，外には持ち出さない．術中術後の必要時に返血するが，何らかの理由により出術室外で返血する場合には，取り違え輸血を避けるとともに保管温度に留意する[7]．返血量に応じて医療保健の適応となる．

4 輸血療法における医科歯科連携

1．貯血式自己血輸血に関連した医療事故事例やインシデント報告

事例：患者は，手術のために入院し，術前の1週間前に自己血輸血のため採血を予定していた．また，患者は，昨年より義歯調整などのために口腔外科に通院しており，自己血輸血の採血の前日に抜歯した．主治医は，抜歯の可能性がある事実を把握しておらず，抜歯後の自己血貯血が不可能であることも認識していなかった．このため，翌日の自己血貯血は不可能となり，手術日までに日数がないため自己血貯血が不可能となった．抜歯を行った際，自己血貯血が適応とならないことの知識が不足しており，更にそれを確認するシステムも不十分であった．また，口腔外科との連携が不十分であった[8]．

上記事例以外にも，貯血式自己血輸血を予定されていた患者が，周術期口腔機能管理システムによってトリアージされ，自己血採血3日以内に何らかの歯科的処置が行われたために，採血に支障を来したインシデント事例が報告されている[9]．

2．自己血貯血の適応除外

菌血症の可能性がある全身的な細菌感染患者および感染を疑わせる以下の患者は，自己血の保存中に細菌増殖の危険性もあり，原則的に自己血貯血の適応から除外する[8]．

　①治療を必要とする皮膚疾患・露出した感染創熱傷のある患者
　②熱発している患者

③下痢のある患者

④抜歯後 72 時間以内の患者

⑤抗生剤服用中の患者

⑥ 3 週間以内の麻疹・風疹・流行性耳下腺炎の発病患者

　周術期口腔機能管理におけるスケーリングやブラッシング指導，う蝕処置などで出血を伴う場合や，抗菌薬を予防投薬する場合にも，自己血貯血の適応除外になる可能性があることに留意しなければならない[8].

3．医科歯科連携による適正な自己血貯血の推進

　周術期口腔機能管理に携わる歯科診療従事者と診療科主治医は，輸血に関する基本的な知識を背景に，医師，看護師，臨床検査技師などの輸血部門のメンバーとカンファレンスを行うなどして，患者の自己血貯血など周術期における血液準備について情報共有を行い，歯科的処置の内容や実施スケジュールについて検討を行うことが望まれる.

河野武弘（大阪医科大学附属病院輸血室）

文　献

1) 河野武弘：医師と医療好意に関わる法律　4. 輸血に関わる法律，Modern Physician, 30 : 1255～1261, 2010.

2) 日本輸血・細胞治療学会ヘモビジランス小委員会：輸血製剤副反応動向 - 2017 -, 日本輸血・細胞治療学会ウェブサイト：http://yuketsu.jstmct.or.jp/wp-content/uploads/2019/07/88ca0abdf1a074260e3792999ca832c4.pdf［2020. 3. 20 アクセス］

3) 藤井康彦：輸血による副作用の診断と対応，日本医事新報, 4957 : 18～23, 2019.

4) 日本自己血輸血学会：貯血式自己血輸血実施指針（2014）－予定手術を行う成人を対象とした原則 -，日本自己血輸血・周術期輸血学会ウェブサイト：http://www.jsat.jp/jsat_web/down_load/pdf/cyoketsushikijikoketsu_shishin2014_05.pdf［2020. 3. 20 アクセス］

5) 日本自己血輸血学会：回収式自己血輸血実施指針（2012）－術中・術後回収式自己血輸血を行う手術での原則 -，日本自己血輸血・周術期輸血学会ウェブサイト：http://www.jsat.jp/jsat_web/standard2012/standard2012.pdf［2020. 3. 20

アクセス〕

6）冨士武史：回収式自己血輸血の現状，自己血輸血，30：163〜167, 2017.

7）日本自己血輸血学会：希釈式自己血輸血実施指針（2016）－成人を対象として希釈式を行う際の原則－，日本自己血輸血・周術期輸血学会ウェブサイト：http://www.jsat.jp/jsat_web/down_load/pdf/kisyakushikijikoketsu_kijun2016.pdf〔2020.3.20アクセス〕

8）財団法人日本医療機能評価機構医療事故防止事業部：医療事故情報収集等事業第18回報告書，日本医療機能評価機構医療事故情報収集等事業ウェブサイト：http://www.med-safe.jp/pdf/report_2009_2_T006.pdf〔2020.3.20アクセス〕

9）関谷秀樹，塩野則次，奥田　誠，他：自己血輸血と周術期口腔機能管理〜口腔機能管理のシステム化によって生じた貯血時のトラブルについて〜自己血輸血，30：S43, 2017.

口腔診査
―口腔ケアを始める前に―

1 口腔ケアに必要な口腔の知識

　口腔は摂食や構音という重要な機能を担っているとともに，審美的な要素（単に見た目の美醜でなく，前歯がないと人前に出にくいといった社会的な要素も含む）をもっている.

　物を食べるという動作は摂食・嚥下という一連のスムースな流れである.

1．摂食・嚥下の流れ

（1）認知期（先行期）：色や形，香りなどから食べ物を認識する.

（2）準備期　　　　　：食べ物の必要量を前歯でかじりとり，臼歯で咀嚼しながら唾液を混入し嚥下に必要な食塊を形成する.

（3）口腔期　　　　　：舌を口蓋に押し当てて食塊を徐々に後方に移動させ咽頭に送り出す.

（4）咽頭期　　　　　：送り込まれた食塊が鼻腔へ流出しないよう軟口蓋が拳上して鼻咽腔閉鎖を達成し，同時に誤嚥しないように喉頭蓋が気道を閉鎖して食塊を食道まで送る.

（5）食道期　　　　　：蠕動運動にて食塊を胃まで送る.

　上記のように口腔は準備期と口腔期においてその機能を発揮するが，この摂食・嚥下を適正に行うためには歯はもちろんのこと，下顎運動に関与する咀嚼筋（咬筋，側頭筋，内側翼突筋，外側翼突筋）や顎舌骨筋，オトガイ舌骨筋，顎二腹筋の適正な働きと舌，頰筋，口輪筋など口腔周囲の諸筋の協調運動が不可欠である．

　さらに，下顎運動の基軸となる顎関節が問題なく動くことも重要である．しかも，これら諸器官が十分にその機能を発揮して咀嚼するためには潤滑剤としての唾液が重要で，口腔乾燥の状態になると満足な摂食・嚥下は望めない．

2．唾液について

　1日の唾液量は成人でおよそ1～1.5ℓといわれており，尿量に匹敵する．1日何回か放出する尿と違って，安静時唾液は睡眠時を含めて1日中流出しているが，無意識に嚥下しているのでその自覚はない．その他に食べたり，話したりすることによる刺激唾液と合わせて口腔機能をサポートしている．

　耳下腺，顎下腺，舌下腺といった大唾液腺以外に，口腔粘膜上皮直下に小唾液腺が無数に存在する（口唇腺，口蓋腺，頰腺など）．唾液は前述の咀嚼の際に潤滑剤として重要な役割を担うが，それ以外にも味覚，洗浄，抗菌といった役割を果たしている．したがって唾液が減少し口腔乾燥の状態になると，咀嚼障害や嚥下障害，口臭や口内炎の多発，味覚障害やう蝕・歯周病など様々な障害や疾患の温床となることが知られている（表7）．

　口腔乾燥の原因としてはシェーグレン症候群がよく知られているが，むしろ口呼吸や不安・ストレスといった心因性のもの，あるいは薬剤性といった原因が圧倒的に多い．唾液分泌減少は薬物の一般的な副作用の1つとされており，「わが国で市販されている薬物の1/4に口渇や唾液分泌減少，また高血糖や脱水といった結果的に口腔乾燥を引き起こす可

52

●表7　唾液の役割と口腔乾燥による障害

役割	口腔乾燥による障害
①物理的作用	
1）潤滑作用　　　：	咀嚼・嚥下・構音障害
2）粘膜保護作用　：	褥瘡性潰瘍
3）咀嚼の補助作用：	咀嚼障害
4）洗浄作用　　　：	口臭・口内炎
5）義歯の維持安定：	義歯不安定
②化学的作用	
1）消化作用　　　：	
2）溶解作用　　　：	味覚障害
3）緩衝作用　　　：	
③生物学的作用	
1）抗菌作用　　　：	う歯，歯周炎，口内炎，治癒遅延
2）排泄作用　　　：	

能性がある」[1] との報告もある．また，口腔乾燥の副作用が明記されていない薬物を数種類内服した場合でも，これはその順列組合せが天文学的な数になるので実証はできないものの唾液分泌減少の可能性を否定できない．特に高齢者は多剤を内服している場合が多く，薬剤性の口腔乾燥の確率は高くなると考えられている．口腔ケアにおいては口腔細菌を減少させたり，歯性感染を予防したりする感染対策とともに口腔乾燥対策が最も重要である．

3．口腔ケアに必要な口腔器官の知識

（1）小帯

口腔には上唇小帯，舌小帯，頰小帯などの各種小帯がある（図14〜16）．特にスポンジブラシなどを用いて口腔清掃を行う際には，スポンジで左右に小帯を横切ると小帯を引っかけて，傷をつけたり，患者が痛

がったりするので注意が必要である.「奥から前へ」を基本動作とする
とこれらの小帯を傷つけることはない.

（2）舌乳頭

　舌には後方から有郭乳頭，葉状乳頭，茸状乳頭と舌背全面を覆う糸状
乳頭という4つの代表的な舌乳頭が存在する（詳細は粘膜の診査の項
（P.58）を参照）.

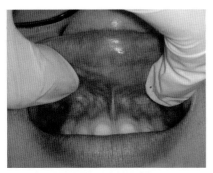

●図14　上唇小帯

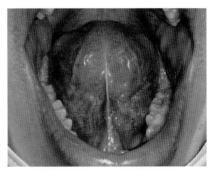

●図15　舌小帯

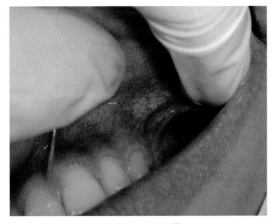

●図16　頰小帯

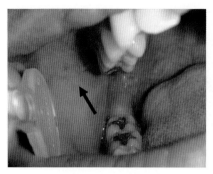

● 図17　耳下腺乳頭

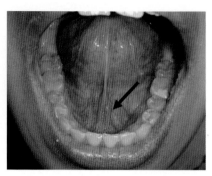

● 図18　舌下腺・顎下腺開口部

（3）唾液腺開口部

　耳下腺の開口部は左右頬粘膜の上顎第二大臼歯に対応する頬粘膜に存在し，通常少し隆起して耳下腺乳頭と呼ばれる．舌下腺・顎下腺の開口部は舌下面の舌下小丘前方部に存在する（図17，18）

2　口腔内診査（歯や粘膜の診査）

1．歯や歯周組織の診査

　口腔に残っている歯の数（残存歯数，智歯を除いて上顎14本，下顎14本），歯や歯肉の境目の汚れの状態，歯の動揺の有無，また義歯を使っている場合は合っているか，噛めているかなどを大まかに把握する．また，カリエス（むし歯）の有無もチェックする．次いで，歯科医師や歯科衛生士は歯周プローブを使って個々の歯の歯周病の進行程度を測定する（歯と歯肉の間のポケットの深さから歯周病の進行程度を測定する，健康な場合は3mm以下である）．さらに歯肉出血や歯の動揺度も測定する（図19〜22）．

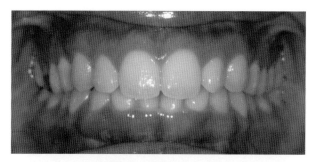

● 図19　健康な歯と歯肉

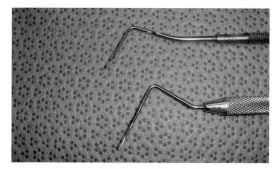

● 図20　歯周プローブ

プローブの種類によって先端から3，3，2mm，など目盛りが刻まれており，この
目盛りを覚えておけば歯周ポケットの深さが容易に判定される．

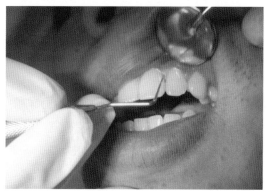

● 図21　実際の歯周ポケット測定

基本検査は1歯につき1カ所，精密検査は6カ所の歯周ポケットの深さを測定する．

56

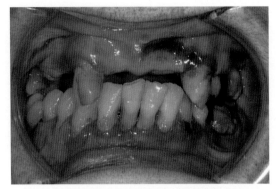

● 図 22−a　進行した歯周病
歯肉は腫脹し易出血性で動揺歯も多数認める.

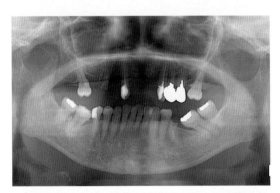

● 図 22−b　同一患者のパノラマエックス線写真
全体的に高度〜中等度の歯槽骨吸収を認める.

２．歯周炎の新たな評価法 "PISA" について

　日本歯周病学会は 2018 年 9 月に新たな歯周炎の評価法として PISA
（Periodontal Inflamed Surface Area）の導入を提唱した. これは, 歯周
炎の重症度のみならず炎症創の広がりを数値化でき, 現在ではこれを指
標として算出された炎症表面積と全身疾患へのリスクとの関係を検索す
る臨床研究が数多く行われているためで, 今後は歯周炎の評価法として
広く一般に広がるものと考えられる（図 23）.

PISA：一つの数字で歯周炎の全体の程度を概算できる

＜治療前＞

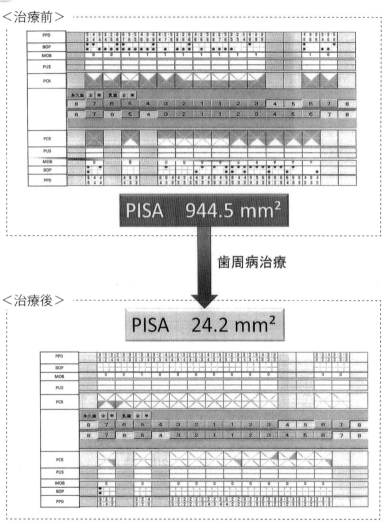

歯周病治療

＜治療後＞

（日本歯周病学会 HP より）

● 図 23　新たな歯周炎の指標 PISA

58

3．粘膜の診査

　口腔には舌，口唇，口蓋，頬粘膜，口底などがあり，それぞれの粘膜直下に小唾液腺が存在し大唾液腺の唾液と相まって表面は適度に潤っている．

　舌の表面は他の粘膜と異なり，舌乳頭が存在するためザラザラしている．有郭，葉状，茸状，糸状の4種類の乳頭が知られている．たまたま発見した自分の有郭乳頭や葉状乳頭を舌がんなどと勘違いして口腔外科を受診する場合も多い（図24 ～ 26）．これらの乳頭の中で糸状乳頭は臨床的に特に重要である．これはこの乳頭のみ上皮角化層があるため，舌粘膜上の角化層を通して舌をみると健康そうなピンク色にみえるし，糸状乳頭が委縮して角化層がなくなり赤くテカテカした舌になると悪性貧血でみられるハンター舌炎やカンジダ性舌炎が疑われる（図27）．

　一方糸状乳頭の角化層が全体的に肥厚し，これに細菌や壊死組織が絡んで舌苔となる（図28）．この舌苔の臨床的意義は不明な点もあるが，口腔細菌の繁殖母地であることは間違いなく，また口臭の原因となるため，ある一定レベル以上の舌苔は定期的な除去が望まれている．ただし，

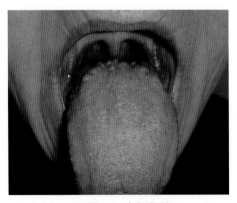

●図24　有郭乳頭
舌背全体に糸状乳頭，後方の舌根付近に有郭乳頭が逆V字型に配列している．

軽度のものは生体の防御反応のひとつであるとの考えや，徹底的に除去しようとするのはかえって傷つくのであまり推奨されない場合もある[2]．

　次に口腔ケアをする際に比較的よく遭遇する口腔粘膜の変化について列挙する．

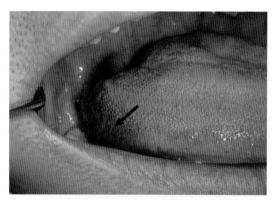

●図 25　葉状乳頭
舌側縁の後方で舌根付近に葉状乳頭がみられるが不明瞭な場合もある．

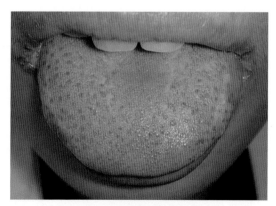

●図 26　糸状乳頭と茸状乳頭
先端が角化しているため白っぽくみえる糸状乳頭は舌背全体を覆っており，その中にぽつぽつと赤い小さな茸状乳頭が観察される．

（1）口腔扁平苔癬

　原因不明で口腔粘膜にレース状を中心とする白色病変と発赤・びらんが混在する病変.

　白色病変が多い白色型では違和感や粘膜のザラツキが主な症状である

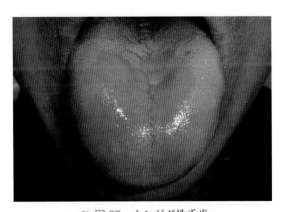

●図27　カンジダ性舌炎

糸状乳頭は萎縮して全体的に赤くみえる. 熱いものや刺激物に対して疼痛を訴える.

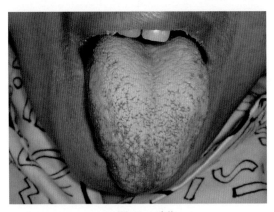

●図28　舌苔

このようなひどい舌苔は細菌の好繁殖母地となるので除去する必要がある.

が，びらんの部位が多い紅色型では刺激物や歯ブラシなどで疼痛が生じる．口腔粘膜のどこにでも生じるが下顎臼歯部歯肉から頬粘膜にかけては好発部位である（図29，30）．

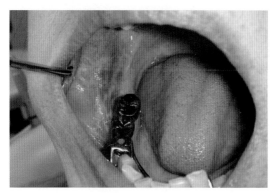

● 図29 口腔扁平苔癬

口腔粘膜のどこにでもできるが，頬粘膜に発症することが多い．原因は不明でレース状の白色病変と発赤・びらんが混在しているのが典型である．

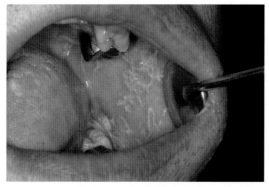

● 図30 白色型の扁平苔癬

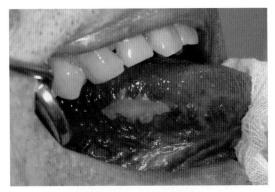

● 図31　舌の白板症
角化異常を伴い癌化の可能性があるので慎重な対応が求められる.

（2）白板症
　前述の扁平苔癬にみられる白色レース状の病変とは異なり，ある一定の面を持った不正形の白色病変である．白色を呈するのは扁平苔癬と同様に粘膜の角化異常によるものであり，原因不明で扁平苔癬と合わせて口腔潜在的悪性疾患の一つである（図31）.
（3）口腔カンジダ症
　急性偽膜性はよく知られている．がん化学療法や長期ステロイド療法，高度の貧血や栄養障害，免疫不全などの際に口腔内に白苔を伴った疼痛が生じる（図32）.同じ白色病変でも前述の扁平苔癬や白板症との違いは，口腔カンジダ症の白色部はピンセットなどで容易に除去できることである.
　この白い急性偽膜性カンジダ症以外に赤い，ないし「ただれた」カンジダ症が多く存在する．口角炎や萎縮性舌炎などはその典型で，ステロイド軟こうなどの口内炎の薬を塗布すると余計に難治化するので注意を要する（図33，34）.

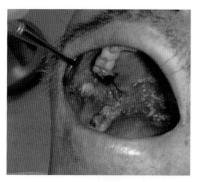

●図32　急性偽膜性カンジダ症

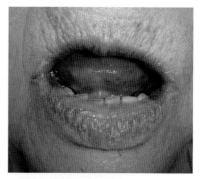

●図33　口角炎
口腔カンジダ症の一種でステロイド軟
こう塗布は禁忌である.

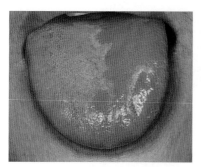

●図34　萎縮性カンジダ舌炎
一見地図所舌に似ているが，地図状
舌は痛みを伴わない．カンジダ舌炎
は刺激物や熱いものがしみる.

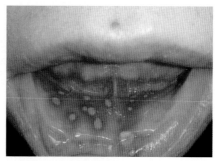

●図35　口唇に発生したヘルペス性口内炎
小潰瘍が多発し，接触痛だけでなく自発
痛もあり発熱や倦怠感といった全身症状
を伴うのが一般的である.

（4）ヘルペス性口内炎

　一般的な口内炎（再発性アフタ）より疼痛が強く自発痛を伴い，小潰
瘍が多発する．全身の倦怠感や発熱などの全身症状を伴っていることが
多い（図35）.

64

（5）口腔がん

　歯肉や頬粘膜，口底にも生じるがやはり舌がんの頻度が最も高い．舌側縁に硬結を伴う潰瘍や腫瘤として発見される．1，2週間では変化のないこともあるが,徐々に増大する硬さを伴った病変は要注意である(図36，37)．

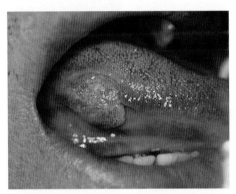

● 図36　舌がん

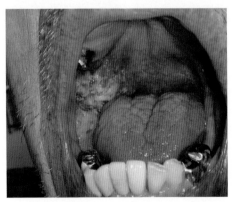

● 図37　上顎歯肉がん

3　画像診査

　一般的に歯周病の評価には，前述の歯周組織の診査とともに可能であればパノラマエックス線写真が併用される．パノラマエックス線写真は全体の歯槽骨の吸収の程度を大まかに一目で把握できる．歯周病のない健康な状態のパノラマエックス線写真（図38）と歯周病の写真（図39）を比較すると，歯周病の場合は上下顎の歯槽骨頂が平坦化し水平的に吸収しているのがわかる．

　このようにパノラマエックス線写真は，全歯の把握や歯だけでなく顎関節や上顎洞の大まかな状態の観察には便利であるが，断層撮影の一種であるために個々の歯の詳細な観察には単純撮影のデンタルエックス線写真が必要である．

寺井陽彦（大阪医科大学口腔外科学教室）

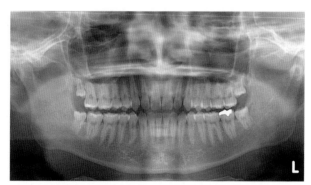

　●図38　歯槽骨吸収のない健康な状態のパノラマエックス線写真
歯と歯の間の歯槽骨が密で空隙がほとんどなく，健康な状態を表している．

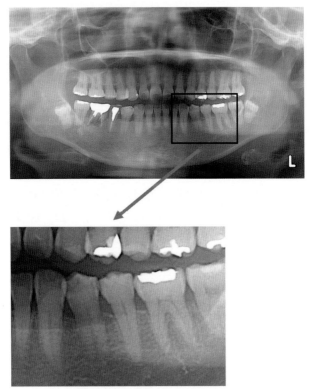

● 図39　歯槽骨の吸収がみられるパノラマエックス線写真

図38の健康なエックス線写真と比べると歯と歯の間，歯槽骨頂が山形ではなく平坦化している．歯周病による炎症によって歯槽骨頂が吸収されている．

文　献

1）秋本和宏，下山和弘：薬物による口腔乾燥症とその対処法，老年歯学，19：178
　　～183, 2004.

2）岸　光男：舌の上の細菌たち　～舌苔細菌が口腔全体に及ぼす影響～，日歯医師
　　会誌，64：21～31, 2011.

◀6▶
口腔ケア介入時期
―スムースな口腔ケア導入のために必要なこと―

1 はじめに

　整形外科の周術期口腔ケアをスムースに導入するためには，口腔ケアの重要性と必要性を医療者と患者が認識することが重要となる．口腔ケアの重要性については，術後感染リスクを防ぐ効果があることが報告され[1]，口腔内は全身に感染症を起こす病原微生物のリザーバーとしても指摘され[2,3]各診療科で周術期口腔ケアの重要性が認識されつつある．

　整形外科手術における口腔ケアに関しては近年，術後感染に対する調査が行われ，人工股関節置換術の術後感染症例において，感染の原因の一つに口腔内細菌による遅延性血行感染があげられ注目されている[4]．そして術後感染を生じた関節部の滑液中の細菌 DNA を調べたところ，歯垢中の細菌と同じ細菌 DNA が検出されたとの報告もなされている[5]．

　整形外科領域の手術に関する口腔ケアを始めとする周術期ケアについての報告もなされており，体内インプラント埋入を予定する待機手術症例 709 例を対象とした調査では[6]，術前にクロルヘキシジンの 2% washcloths の使用と 0.12%口腔含嗽，さらに 5%ポビドンヨード液による鼻腔内除菌を実施することにより術後感染が優位に減少したとの報告がなされており，整形外科領域での周術期口腔ケアの重要性が喚起されている．

　このように，整形外科領域における口腔ケアの重要性について医療者

68

●表8　臓器・体腔手術部位感染のリスク因子

リスク因子	単変量解析 P	オッズ比	多変量解析 95%信頼区間		P
年齢（＞70）	NS				
性別（男）	NS				
術前 BMI（＞22）	＜0.05				
糖尿病（あり）	NS				
虚血性心疾患（あり）	NS				
膵性状（soft）	＜0.01	10.6	2.5	44.3	＜0.01
出血量（＞585）	NS				
手術時間（＞511）	NS				
口腔ケア（あり）	＜0.01	0.3	0.1	1.0	＜0.05
ERAS（後期）	NS				

（延原　浩，他：周術期口腔ケアによる消化器外科術後の感染性合併症に対する予防効果，外科と代謝・栄養，51（4）：165〜173，2017．より引用）

が十分に理解し，患者への指導と歯科での口腔ケア受診を進めていく必要がある（表8）．

2　治療計画立案時における口腔ケア介入の検討

1．口腔ケア介入の時期

　周術期口腔ケアは一般の歯科治療と異なる．これは目的の違いが異なるためで，一般的な歯科治療は歯の保存が目的となるが，周術期口腔ケアは術後感染の防止が目的となるためである[1]．

　整形外科手術における周術期口腔ケアでは，人工股関節置換術などインプラント埋入において厳重な感染予防が必要となる．このため，重度な歯周炎や，歯根長を上回る根尖病巣など血中への細菌の移行が予想される歯については，積極的な抜歯が必要となるケースが多々見られる．

　当院では手術を計画し，術前検査をされる際に検査項目の一つとして

歯科への受診を行うよう取り組んでいる．これは，複数歯の抜歯が必要
となった場合には複数回に分けて抜歯する必要があり，術前1〜2週間
前の歯科受診では対応が困難となるためである．

3　術前口腔ケア

1．口腔ケアを目的に紹介された患者へ

　周術期の口腔ケアの重要性についてパンフレットを用いた患者教
育と，歯周検査および画像検査にて歯周炎や根尖病巣など感染源と
なる歯があるかを観察し，介入の程度について評価する．

　また自己での清掃ができている患者に対しても口腔ケアは必要で
ある．口腔ケアではすべての微生物を消失させる必要はなく標的は
病原微生物である．口腔内常在細菌が起因菌となる場合も多く，細
菌の塊である歯垢・バイオフィルムがターゲットとなる．

　自己で行うブラッシングのみでは，歯間部や歯周ポケット内に存
在するバイオフィルムは除去できない．歯科で行われる専門的口腔
ケアが必ず必要であることにご理解を得る必要がある．

2．評価項目

1）口腔内状況の把握
（1）口腔状況の把握
・歯の状態：残存歯数，残存部位，動揺度，清掃状態
・画像検索：根尖病巣の有無，顎骨病変の有無
・口腔粘膜の状態：歯肉の発赤，腫脹，出血，粘膜の発赤，出血等の
　異常
・舌の状態：舌苔の状態，乾燥状態，色調，傷の有無と部位
（2）義歯装着の有無

3．実際の方法

1）感染防止（スタンダードプリコーション）

・実施にはマスク，ゴーグル，グローブを必ず着用する．

・1作業に1手袋，同患者であってもグローブの再使用は禁止し廃棄する．

2）抜歯適応歯がある場合は抜歯の日程を決定する．

3）使用する用具の選択

主に使用する清掃用具（歯ブラシ，吸引ブラシ，スポンジブラシ等）は口腔の状況に合わせて選択する．

補助的な清掃用具はやわらかめのものを選択する．

・主たる清掃用具だけでは清掃困難な場合に補助用具を選択する．

4）口腔清掃剤：口腔清掃自立または一部介助者に適用

・含嗽剤（低刺激のものを使用する）

・保湿剤

4．口腔清掃手順

1）スケーリングおよびポリッシングを施行し，ブラッシング指導．

①義歯が装着されている場合は外してから行う．

②乾燥傾向の場合には実施前に保湿剤を一層塗布（口唇⇒口腔内に薄く）

痰や乾燥により粘液が固形化している部分にも同様に塗布する．

③過敏等のある場合と操作性を考慮し下顎頬側から実施する．

4　術後口腔ケア

術前に十分な口腔内の評価がなされ，保存困難歯は抜歯するなど必要な処置が行われており，ブラッシングなど自己での清掃が十分なされていれば，術後は保湿や簡単な清掃で経過を見ていく．

　ご理解が得られなかったり，手指が不自由であったりなど口腔環境が悪い患者には，定期的な口腔ケアを行う．

　一般的に整形外科領域での周術期口腔ケアを導入される患者は手指が不自由な患者は少なく，自己での清掃が十分な患者が多く，口腔ケアも一般的な清掃を行う．

中島世市郎（大阪医科大学歯科口腔外科学教室）

文　　献

1）延原　浩，眞継康弘，他：周術期口腔ケアによる消化器外科術後の感染性合併症に対する予防効果，外科と代謝・栄養，51(4)：165〜173, 2017.

2）Wade WG: The oral microbiome in health and disease, Pharmacol Res, 69(1)：137〜143, 2013.

3）Mojon P: Oral health and respiratory infection, J Can Dent Assoc, 68：340〜345, 2002.

4）萩尾佳介，西尾　進，他：抜歯と血行感染，その予防，MB Orthop, 21：13〜19, 2012.

5）Temoin S, Chakaki A, et al.: Identification of oral bacterial DNA in synovial fluid of patients with arthritis with native and failed prosthetic joints, J Clin Rheumatol, 18：117〜121, 2012.

6）Bebko SP, Green DN, et al.: Effect of a preoperative decontamination protocol on surgical site infection in patients undergoing elective orthopedic surgery with hardware implantation, JAMA Surg, 150(5)：390〜395, 2015.

◀7▶
口腔ケアの方法
―口腔ケアの実地と指導―

1 はじめに

　口腔内細菌は約100億個の細菌が存在しているともいわれている[1]. 人工関節置換術のような大手術の場合, 口腔内の細菌が様々な悪影響を及ぼすことがある. その背景として, 人工股関節全置換術後感染は0.67〜2.4％, 人工膝関節全置換術後感染は0.58〜1.6％とされており, そのうち口腔内常在菌が原因である比率は6〜13％と報告されている[2,3].

　術前に口腔内の細菌をできるだけ減らしておくことで, 術後感染率の減少が期待できる. そのため, ブラッシングやデンタルフロスのセルフケア, 義歯を使用しておる患者には義歯の清掃方法を指導することが重要である.

2 セルフケアの指導

1. 歯ブラシの選択

　歯が1本でも残存している場合には, 歯ブラシを用いた機械的清掃が必要である. 毛先の硬さは"ふつう"が一般的である. 歯肉に炎症がある場合は柔らかめを選択する場合もある. 毛先の形状は山切りカットや段差のあるタイプは, 歯面に均一に当たらないので, 適さない. フラットなタイプがおすすめである. また, 長期にわたる使用やブラッシング

圧によって毛先が広がると清掃効率が下がるのに加え，衛生面からも，1カ月に1度を目安に交換するのが望ましい（図40）.

2．ブラッシング方法

ブラッシング方法は様々な方法があるが，主に歯の表面についた汚れを毛先で取るのに適した方法を次にあげる.

1）スクラビング法

歯に対して直角に歯ブラシを当てて，小刻みに左右に動かす方法.歯ブラシの毛束が直角にあたるので磨き残しがなくなる.主に歯についた汚れを落とす磨き方（図41）.

2）バス法

歯に対して45度に歯ブラシを当て，毛先が歯周ポケットに入るように，歯と歯茎の境目を小刻みに左右に動かす方法.主に歯肉のマッサージを目的とした清掃方法（図42）.

3．その他の清掃用具について

1）舌ブラシ

舌の表面に付着する舌苔を清掃する器具.舌に軽くあて奥から手前に引いて使用する.力強く押し当てるとかえって舌を傷つけてしまうことになるので注意が必要.

2）歯間ブラシ

歯の隣接面（隣り合っている部分）を清掃する器具.あまり口を大きくあけず，歯間ブラシで頬の内側を押し出すようにしてブラシ部分を歯間部に挿入し，左右に数回動かして使用する.様々なサイズの歯間ブラシ（SSS～L）があり歯間部に挿入した際に無理なく挿入できるような適切なサイズを選ぶことが大切.

3）デンタルフロス

歯の隣接面（隣り合っている部分）を清掃する器具.歯の面に垂直に

74

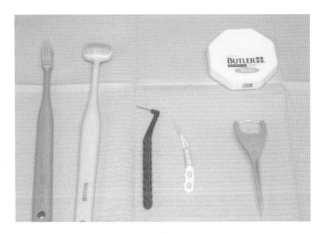

● 図 40　口腔ケアセット
写真左より歯ブラシ，舌ブラシ，歯間ブラシ（二本），デンタルフロス

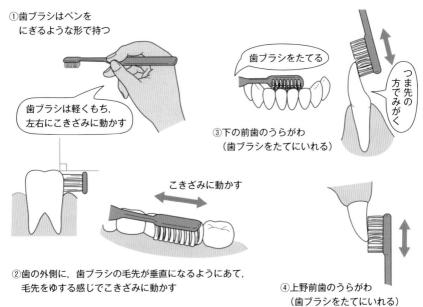

①歯ブラシはペンを
　にぎるような形で持つ

歯ブラシは軽くもち，
左右にこきざみに動かす

歯ブラシをたてる

つま先の方でみがく

③下の前歯のうらがわ
　（歯ブラシをたてにいれる）

こきざみに動かす

②歯の外側に，歯ブラシの毛先が垂直になるようにあて，
　毛先をゆする感じでこきざみに動かす

④上野前歯のうらがわ
　（歯ブラシをたてにいれる）

（太田武雄：歯医者に聞きたい歯の治療，31頁，口腔保健協会，2014）

● 図 41　スクラッビング法

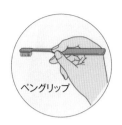

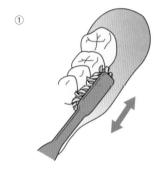

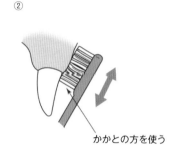

かかとの方を使う

①歯と歯ぐきのさかいめに，歯ブラシの毛先を 45度の角度にあて，力を入れないように， 横にこきざみに（1ミリくらい）動かします。

②前歯のうらがわは，歯ブラシをたてに入れ， 同じようにこまかく振動させます。

（太田武雄：歯医者に聞きたい歯の治療，32頁，口腔保健協会，2014）

●図42 バス法

上下に動かしプラークを除去する．持ち手のあるホルダータイプとそうでないロールタイプがある．勢いよく動かすことにより，歯間乳頭（歯と歯の間の歯茎）を傷付けるため注意が必要である．

3 義歯を装着された患者の口腔ケア

　口腔ケア時は義歯を取り外してブラッシングを行う．義歯を装着している患者は，義歯と接触する歯肉の間に食渣が迷入することによる義歯性潰瘍・口内炎の有無を確認する．義歯を長期に渡り使用している患者や，義歯の清掃状態が不良な患者はデンチャープラークが多く付着して

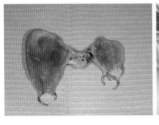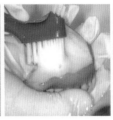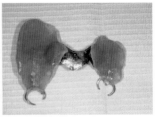

● 図43　義歯洗浄前と洗浄後の比較

いる．義歯に付着したデンチャープラークは，義歯ブラシを用いて清掃
を行う．義歯ブラシがない場合は，普通の歯ブラシでも清掃は可能であ
る．義歯をはずした後は口をよくすすぎ，やわらかい歯ブラシなどで歯
肉や舌を清掃する．歯ブラシによる清掃効果とマッサージ効果による血
行の改善が期待される（図43）．

4　粘膜炎を発症した患者の口腔ケア

　口腔粘膜炎を併発した患者は口腔内の接触痛を伴うことが多く，特に
粘膜炎による痛みがひどくなると，口腔内を清潔に保つことの必要性は
わかっていても，痛みでケアを実施するのが難しいことも多い．歯ブラ
シはヘッドが小さく，ブラシ部分がやわらかいものやタフトブラシを使
用することで粘膜に対して刺激が加わりにくいようにする．また痛みは
激しい場合には，うがいのみのすすぎでも構わない．生理食塩水やキシ
ロカイン含有の含嗽薬が痛みに効果的な場合がある（図44）．

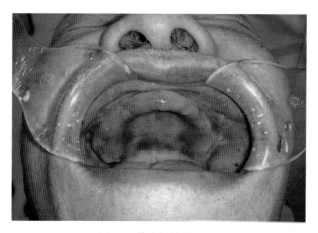

● 図44 義歯性粘膜炎の患者
総義歯の形と一致する部分に発赤を認める

5 保湿剤の使用

1．透明ジェル

粘稠性があり，停滞性に優れるため口唇や口角の保湿に適している．
また，強固に付着した舌に薄く塗布し，時間を置くと軟化し除去が容易
となる．

使用上の注意点として，使用する際は直接塗布せず手の甲などに一度
出し，量を調節し薄く塗布する必要がある．また，前回塗布した物が残っ
ている場合はそれらを除去した後の再塗布が好ましい．停滞性に優れる
反面，セルフケアが困難な患者や自浄作用が低下した患者の場合は，ジェ
ルが長時間口腔内に停滞し汚染の原因となる．

2．ジェルスプレー

広範囲への噴霧が可能なため，乾燥した口腔内や洗口が困難な患者の
口腔内保湿に向いている．噴霧後は可能であれば患者に舌で広げるよう

指示することで，広範囲の保湿が可能となり，舌の運動にもなる．操作
が容易なため，患者本人や付き添いの家族でも頻回な保湿が可能である．
その反面，水平位での使用の際は，誤嚥のリスクがあるため咽頭部への
直接的な噴霧は避け，口蓋や頬粘膜，舌への噴霧が好ましい．

井上和也，山本佳代子（大阪医科大学歯科口腔外科学教室）

文　献

1) 奥田克爾：細菌の鎧兜 バイオフィルム，デンタルバイオフィルム，医歯薬出版，
   東京，7〜22，2010.
2) Young H, et al. : Dental disease and periprosthetic joint infection, J bone Joint
   Surg Am, 96 : 162〜168, 2014.
3) 萩尾圭介，他：抜歯と血行感染，その予防，MB Orthop, 21(2):13〜19, 2008.

◀8▶
オーラルフレイルについて

1 はじめに

　加齢と共に心身の機能が低下し，健康で自立した生活が送れる状態から介護が必要な状態へと，「老いの坂道」をゆっくりと下っていく．この坂道の中間には，筋力や心身の活力が低下する「フレイル（frailty＝虚弱）」と呼ばれる段階があり，要介護となる最たる要因となっている．

　このフレイルは，適切は介入を行えば健康な状態に戻すことが可能なため，早期に発見することが重要となる．一方で，オーラルフレイルは，フレイルの前段階であるプレ・フレイル期に現れる．そのため，フレイルから続く要介護状態に陥ることなく，健やかで自立した暮らしを長く保つためには，この段階で早く気づき，予防や改善に努力することが重要であるということがわかっている．

2 フレイルとは

　フレイル（虚弱）とは，加齢に伴い心身の機能は徐々に低下し，虚弱に傾きながら自立度低下をへて要介護状態に陥っていった状態を言う．フレイルには次の3つの要素が含まれる（図45）．

　　①【中間の時期】健康な状態と要介護状態の中間地点
　　②【可逆性】しかるべき適切な介入により機能（予備能力，残存機

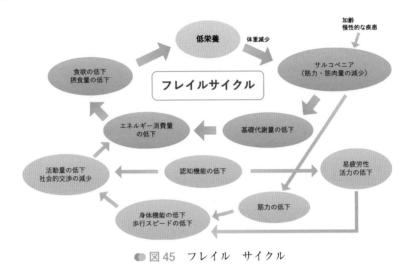

●図45　フレイル　サイクル

能）を戻すことができる時期

③【多面性】骨格筋を中心とした身体的な虚弱（フィジカル・フレイル）だけでなく，精神心理 / 認知の虚弱（メンタル / コグニティブ・フレイル），および社会的な虚弱（ソーシャル・フレイル）が存在する．そして，それらの複数の要員が絡み合い，負の連鎖を起こしながら自立度が低下していく．

　Linde Fried らにより，サルコペニア（筋肉減弱症）を中心とするフレイル・サイクル（Fraility cycle）が示されている．サルコペニアが若干進行すると安静時代謝が減り，消費エネルギーも減ることから，食欲（食事摂取量）低下に傾き，低栄養や体重減少に陥っていき，次なるサルコペニア進行を促すという，いわゆる負の連鎖を示している．そこに，社会的問題（独居，閉じこもり，貧困等）や精神心理的問題（認知機能障害や抑うつ等）も大きく関わってくる．この負の連鎖をいかにより早期から断ち切れるかが大きな課題である．

3　オーラルフレイルの定義

"老化に伴う様々な口腔の状態（歯数・口腔衛星・口腔機能など）の変化に，口腔健康への関心の低下や心身の予備能力低下も重なり，口腔の脆弱性が増加し，食べる機能障害へ陥り，さらにはフレイルに影響を与え，心身の機能低下にまで繋がる一連の現象及び過程."と定義されている（図46）.

4　オーラルフレイルのスクリーニング

オーラルフレイルを予防するには，歯と口の健康を保つことが大切になる．オーラルフレイルを早期に発見するためにスクリーニングチェックリストが用いられており，点数の合計が3点以上で「オーラルフレイルの危険性あり」となった方は，専門的な対応が必要である（表9）.

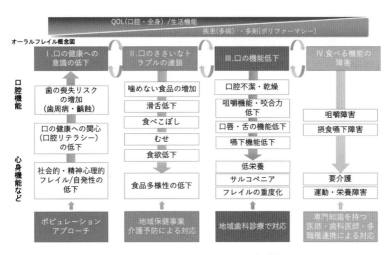

● 図46　オーラルフレイルの概念図

●表9　オーラルフレイルのスクリーニングチェックリスト

質問項目	はい	いいえ
□半年前と比べて，堅い物が食べにくくなった	2	
□お茶や汁物でむせることがある	2	
□義歯を入れている	2	
□口の乾きが気になる	1	
□半年前と比べて，外出が少なくなった	1	
□さきイカ・たくあんくらいの堅さの食べ物を噛むことができる		1
□1日に2回以上，歯を磨く		1
□1年に1回以上，歯医者に行く		1

　合計点数が
　0～2点：オーラルフレイルの危険性は低い
　3点　　：オーラルフレイルの危険性あり
　4点以上：オーラルフレイルの危険性が高い

5　オーラルフレイルの対策（トレーニング）

https://activesenior-f-and-n.com/frail/oral_frail.html 参照

1．口周辺の筋肉を強くする体操

　噛む力や飲み込む力を維持するために，日頃から口周辺の筋肉を鍛える体操を行うことをすすめる．継続すれば，滑舌の改善や表情が豊になるなどの効果も期待できる．

　1）口の開閉と舌のストレッチ

　"アー"と発音し，大きく口をあける．次に，口を閉じて，口の両端に力を入れながら，舌を上顎に押し当てる（図47）．

　2）口輪筋の運動

　頬を膨らませて，舌を上顎に押し当てる．次に，息を吸うように口をすぼめる（図48）．

　3）舌の運動

　舌を大きく前に出す．次に，舌尖（舌の先端）で上唇を触る．最後に，

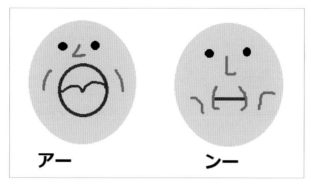

アー　　　　ンー

● 図 47　口の開閉ストレッチ

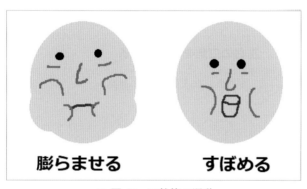

膨らませる　　　　すぼめる

● 図 48　口輪筋の運動

舌尖で左右の口角を触る（図 49）.

2．唾液腺の分泌をよくするマッサージ

　唾液は食べ物を飲み込んだり，口腔の粘膜を保護するために必要である．また，唾液が少ないとむし歯や歯周病の進行や，口臭も発生する．唾液が少なくなったと感じたら，唾液腺を刺激して唾液の分泌を促す．

　唾液腺を優しく刺激することで，唾液がたくさん出るようになり，食べ物が口の中でまとまり，飲み込みやすくなる（図 50）.

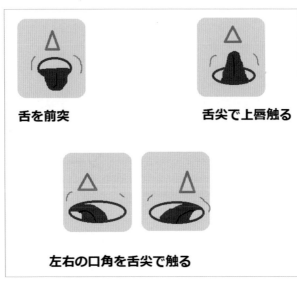

● 図 49　舌の運動

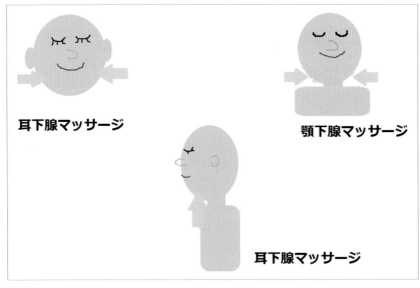

● 図 50　唾液腺の分泌マッサージ

3．その他の運動

1）パタカラ運動

図51を参考に，食前に習慣化して，しっかり，はっきり「パ」，「タ」，「カ」，「ラ」，「パ」，「タ」，「カ」，「ラ」，と繰り返したり，「パパパパパ」，「タタタタタ」，「カカカカカ」，「ラララララ」と3回程度繰り返すこと．

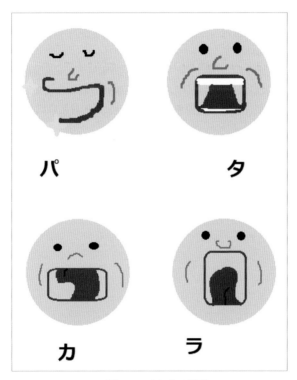

● 図51　パタカラ運動

6 まとめ

　健康寿命を延ばすためには，オーラルフレイルの早期発見，予防が重要となる．そのため，まず患者さんにオーラルフレイルの概念をきちんと理解してもらうことが重要である．

中野旬之，山本直典（大阪医科大学口腔外科学教室）

文　献

1）Fried. LP, et al.: Frail in older Adult Evidence for a phenotype, J Gerontology, 56：M146〜157, 2001.
2）鈴木隆雄，飯島勝矢，平野浩彦，他：平成25年度老人保健健康増進等事業「食（栄養）および口腔機能に着目した加齢症候群の概念の確立と介護予防（虚弱化予防）から要介護状態に至る口腔ケアの包括的対策の構築に関する研究」, 2014.

◀9▶
周術期口腔機能管理について

1 はじめに

　全身麻酔による手術では，口から気管チューブを挿入する．口腔内には1gの歯垢に1億という非常に多くの細菌がおり，気管チューブを挿入することで口腔内の細菌を肺に押し込んでしまい，肺炎や気管支炎といったリスクが生じる．そこで，周術期口腔機能管理が重要となる．

　周術期口腔機能管理とは，手術や化学療法，放射線療法，緩和ケアを必要とする患者の口腔機能を管理することである．それにより，術後の誤嚥性肺炎等の外科的手術後の合併症の軽減や，患者のQOLを保つことを目的[1,2]としており，平成24年度から保険算定が可能となった．

2 周術期口腔機能管理とは

　周術期口腔機能管理は，術後の誤嚥性肺炎等の外科的手術後の合併症等の軽減を目的に2012年4月の診療報酬改定で新設された．がん治療などを実施する医師との連携のもと，患者の入院前から退院後を含めて歯科が一連の包括的な口腔機能の管理を行う．

　具体的には周術期における一連の口腔機能の管理計画の策定を評価する「周術期口腔機能管理計画策定料」（300点），主に入院前後の口腔機能の管理を評価する「周術期口腔機能管理料（Ⅰ）」（280点），入院中

の口腔機能の管理を評価する「周術期口腔機能管理料（Ⅱ）（術前500点，術後300点），放射線治療や化学療法を実施する患者の口腔機能の管理を評価する「周術期口腔機能管理料（Ⅲ）」（200点），また，周術期における入院中の患者の歯科衛生士の専門的口腔衛生処置を手術前・手術後に評価する「周術期専門的口腔衛生処置」（各92点）である（図52，53）.

　また，医科の報酬の中に以下の2点が加えられた.

1.　歯科医師による周術期口腔機能管理の実施後1月以内に，厚生労働大臣が定める手術を実施した場合は，周術期口腔機能管理後手術加算として200点を所定点数に加算することができる.

2.　歯科を標榜していない病院が，顔面・口腔・頸部，胸部および腹部の悪性腫瘍手術，心・脈管（動脈および静脈は除く）の手術もしくは造血細胞移植の手術を行う患者について，手術前の歯科医師による周術期口腔機能管理の必要性を認め，歯科を標榜する保険医療機関に対して情報提供を行った場合は，歯科医療機関連携加算100点（医科点数）を所定点数に加算することができる.

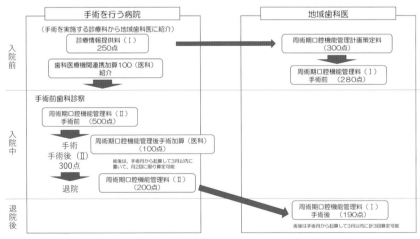

● 図52　周術期口腔機能管理の1例（手術）

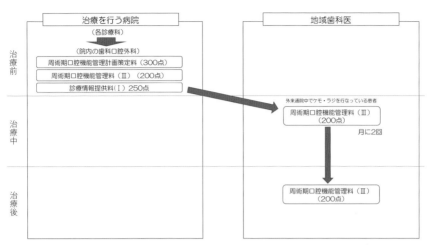

● 図 53　周術期口腔機能管理の1例（化学療法・放射線治療）

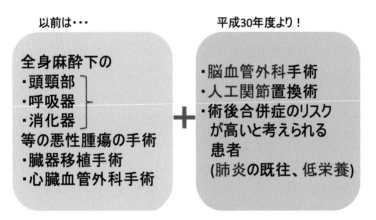

● 図 54　周術期口腔機能管理料の対象患者

<h2>3　対象者</h2>

　主にがん疾患や心臓血管の疾患に対してのみ周術期口腔機能管理の算定が可能であったが，平成30年度から人工関節置換術若しくは人工関節再置換術（股関節に対してのものに限る．）も対象疾患に追加された（図54）．

4 保険点数を算定するときの注意点

　注意点としては，加算される疾患は人工関節置換術の股関節のみであり，膝関節は対象にならないこと，骨切りや腱に対しての手術は対象ではないことである．

　しかし，実際術後に創部の感染リスクを下げるためには口腔機能管理を行うことは重要になってくる．

5 歯の損傷を防ぐために

　全身麻酔で手術を受ける患者はすべて，気管挿管時の喉頭展開，挿管時に歯の脱臼や口腔粘膜を損傷したり，術中術後に気管チューブやチューブ保護のためのバイトブロックでトラブルが起きたりする．そのため，全身麻酔で手術を受ける患者はすべて専門家の元で口腔内のチェックを受ける必要がある．術前に動揺歯を認めたときは，事前に抜歯をしたり，マウスピースを作成する．

6 まとめ

　周術期口腔機能管理を算定するためには，医科からの紹介が必要となる．そのため，周術期口腔機能管理が必要と考えられる患者がいれば，医師に紹介を依頼することも必要である．また，医科の先生に紹介状を書いていただく時は，病名，手術名，手術日だけでなく，事前に抜歯等が必要になることもあるため，その他の既往歴，内服薬（特に BP 製剤，抗凝固薬など），化学療法の有無，放射線療法の有無（金属の除去が必要か，顎骨に照射野が入っているか），その他注意点を記載してもらっておけば，口腔内の治療計画も立て易くなる．

大森実知，越智文子（大阪医科大学口腔外科学教室）

文　献

1) 河田尚子, 岸本裕充, 他：食道癌術後肺炎予防のための術前オーラルマネージメント, 日本口腔感染症学会雑誌, 17(1)：31〜34, 2010.
2) 坪佐恭宏, 佐藤　弘, 他：食道癌に対する開胸開腹食道切除再建術における術後肺炎予防, 日外感染症会誌, 3：43〜47, 2006.

索　引

◀ あとがき ▶

　歯科医師や歯科衛生士は，診療報酬の改定に伴い，整形外科で手術を
うける予定の患者様の口腔内を診察・診療することが多くなってきてい
ます．しかしながら，実際に患者様がどのような治療をうけるのか，ま
た手術にむけてどのような準備をするのかを十分に把握できているわけ
ではありません．

　そこで，本書では口腔ケアを行うときの手技だけでなく，整形外科で
の手術，特に人工関節置換術の適応，術式，また（自己血）輸血に関し
ても解説しています．

　それらをふまえて，以下の項目を遵守して口腔ケアを行うことが重要
と考えます．

□　手術が決定した時点で，歯科に受診してもらう．

□　術前に感染源となりえる歯は抜歯する．

□　抜歯のタイミングは，自己血採血の時期を考慮して行う．

□　自己にて口腔内の清掃ができている患者様でも，術前後に必ず
　　口腔ケアを行う．

　また，われわれが注意している項目が以下になります．

□　整形外科の先生方に，術前後の口腔ケアの重要性を理解しても
　　らうとともに，医科でも保険点数が算定できることを理解して
　　もらう．

□　抜歯するかどうかの明確な基準はありません．抜歯の判断は，
　　かかりつけ医ともよく相談をして行う．

　口腔内を清潔に保つこと，口腔機能の維持・向上に口腔ケアが大切で
あることをご理解いただけたかと存じます．多くの関係者の方々にご一
読いただき，本書がお役に立つことを願っています．

中野　旬之

執筆者一覧

編・著　中野　旬之（大阪医科大学口腔外科学教室）
　　　　　中島世市郎（大阪医科大学口腔外科学教室）
　　　　　植野　高章（大阪医科大学口腔外科学教室）

執　筆　根尾　昌志（大阪医科大学生体管理再建医学講座
　　　　　　　　　　　整形外科学教室）　　　　　　序　章
　　　　　岡本　純典（大阪医科大学生体管理再建医学講座
　　　　　　　　　　　整形外科学教室）　　　　　　第1章
　　　　　有吉　靖則（市立ひらかた病院歯科口腔外科）　第2章
　　　　　川村　英樹（鹿児島大学病院感染制御部）　　第3章
　　　　　河野　武弘（大阪医科大学附属病院輸血室）　第4章
　　　　　寺井　陽彦（大阪医科大学口腔外科学教室）　第5章
　　　　　中島世市郎（大阪医科大学口腔外科学教室）　第6章
　　　　　井上　和也（大阪医科大学口腔外科学教室）　第7章
　　　　　山本佳代子（大阪医科大学口腔外科学教室）　第7章
　　　　　中野　旬之（大阪医科大学口腔外科学教室）　第8章
　　　　　山本　直典（大阪医科大学口腔外科学教室）　第8章
　　　　　大森　実知（大阪医科大学口腔外科学教室）　第9章
　　　　　越智　文子（大阪医科大学口腔外科学教室）　第9章

（執筆順）

整形外科領域における口腔ケア

2020年6月10日　第1版・第1刷発行

編・著　　中野旬之　中島世市郎　植野高章
監　修　　一般社団法人　日本口腔ケア学会
発　行　　一般財団法人　口腔保健協会

〒170-0003 東京都豊島区駒込1-43-9
振替 00130-6-9297　Tel. 03-3947-8301 ㈹
Fax. 03-3947-8073
http://www.kokuhoken.or.jp

印刷・製本　㈱ビードット

乱丁，落丁の際はお取り替えいたします.